これからの病院経営を担う人材
医療経営士テキスト

医療品質経営

患者中心医療の意義と方法論

上級

飯塚悦功
水流聡子

『医療経営士テキストシリーズ』刊行に当たって

「医療経営士」が今、なぜ必要か？

　マネジメントとは一般に「個人が単独では成し得ない結果を達成するために他人の活動を調整する行動」であると定義される。病院にマネジメントがないということは、「コンサートマスターのいないオーケストラ」、「参謀のいない軍隊」のようなものである。

　わが国の医療機関は、収入の大半を保険診療で得ているため、経営層はどうしても「診療報酬をいかに算定するか」「制度改革の行方はどうなるのか」という面に関心が向いてしまうのは仕方ない。しかし現在、わが国の医療機関に求められているのは「医療の質の向上と効率化の同時達成」だ。この二律相反するテーマを解決するには、医療と経営の質の両面を理解した上で病院全体をマネジメントしていくことが求められる。

　医療経営の分野においては近年、医療マーケティングやバランスト・スコアカード、リエンジニアリング、ペイ・フォー・パフォーマンスといった経営手法が脚光を浴びてきたが、実際の現場に根づいているかといえば、必ずしもそうではない。その大きな原因は、医療経営に携わる職員がマネジメントの基礎となる知識を持ち合わせていないことだ。

　病院マネジメントは、実践科学である。しかし、その理論や手法に関する学問体系の整備は遅れていたため、病院関係者が実践に則した形で学ぶことができる環境がほとんどなかったのも事実である。

　そこで、こうした病院マネジメントを実践的かつ体系的に学べるテキストブックとして期待されるのが、本『医療経営士テキストシリーズ』である。目指すは、病院経営に必要な知識を持ち、病院全体をマネジメントしていける「人財」の養成だ。

　なお、本シリーズの特徴は、初級・中級・上級の3級編になっていること。初級編では、初学者に不可欠な医療制度や行政の仕組みから倫理まで一定の基礎を学ぶことができる。また、中級編では、医療マーケティングや経営戦略、組織改革、財務・会計、物品管理、医療IT、チーム力、リーダーシップなど、「ヒト・モノ・カネ・情報」の側面からマネジメントに必要な知識が整理できる。そして上級編では、各種マネジメントツールの活用から保険外事業まで病院トップや経営参謀を務めるスタッフに必須となる事案を網羅している。段階を踏みながら、必要な知識を体系的に学べるように構成されている点がポイントだ。

テキストの編著は病院経営の第一線で活躍している精鋭の方々である。そのため、内容はすべて実践に資するものになっている。病院マネジメントを体系的にマスターしていくために、初級編から入り、ステップアップしていただきたい。

　病院マネジメントは知見が蓄積されていくにつれ、日々進歩していく科学であるため、テキストブックを利用した独学だけではすべてをフォローできない面もあるだろう。そのためテキストブックは改訂やラインアップを増やすなど、日々進化させていく予定だ。また、執筆者と履修者が集まって、双方向のコミュニケーションを行える検討会や研究会といった「場」を設置していくことも視野に入れている。

　本シリーズが病院事務職はもとより、ミドルマネジャー、トップマネジャーの方々に使っていただき、そこで得た知見を現場で実践していただければ幸いである。そうすることで一人でも多くの病院経営を担う「人財」が育ち、その結果、医療機関の経営の質、日本の医療全体の質が高まることを切に願っている。

『医療経営士テキストシリーズ』総監修
川渕　孝一

はじめに

　1999（平成11）年1月11日、横浜市大付属病院で発生した肺の手術と心臓の手術の患者を取り違えた事件がきっかけとなって、わが国においても医療安全が社会的問題と認識されるようになった。また、これを契機に医療の質が問題とされるようにもなり、医療の質・安全の保証に対する社会ニーズが高まった。

　医療界では医療の質・安全に対するさまざまな活動が開始されるとともに、医療安全のために他分野の知見、例えばSHELモデル、人間信頼性工学、人間中心システム設計を利用する試みが広がり、医療の質向上のために産業界で大成功を収めた品質管理、品質経営、品質マネジメントの基本的考え方、方法論、手法を医療分野に適用するための共同研究、さらには本格導入の試みが広がりを見せている。そして、品質マネジメントが、医療においても有効であることが理解されるようになり、現在では、どのように導入・推進すべきかを実践的に検討する段階に進展している。

　本テキストでは、その品質マネジメントの全貌を概観し、この経営アプローチが、どのような意味で医療の質・安全に有効であるかを考察しようとするものである。

　著者の2人は、東京大学大学院工学系研究科化学システム工学専攻に設置されている「医療社会システム工学」寄付講座の特任教授であり、工学の立場から、社会技術すなわち経済原理など単純なインセンティブによって健全な発展を望むことが難しく、何よりもその良し悪しが社会に与える影響が大きく、社会全体として保有していなければならないような思想や方法論の全体としての医療の健全な進展を図ろうとするものである。

　医療に対するこうした認識のもと、医療の安全・安心、そして品質保証のために、構造化知識工学、ヒューマンファクタエンジニアリング、システム工学、品質マネジメント、社会工学アプローチを適用し、医療の質・安全保証、医療品質経営、組織の持続的成長の実現のために必要な概念・方法論・手法からなる「医療社会システム工学」とも呼ぶべき学問領域の確立をめざしている。

　本テキストは、工学部で医療マネジメントの研究を行っている2人の特任教授がまとめ上げた医療品質経営のテキストである。ある領域の進展の1つの契機は外からの血を入れることであろう。本書がその役割を果たすこと、それが私たちの期待である。

飯塚　悦功
水流　聡子

目次 contents

『医療経営士テキストシリーズ』刊行に当たって ……………………ⅱ
はじめに ……………………………………………………………ⅳ

第1章 医療の質・安全へのシステムアプローチ

1 医療の質・安全への取り組みの基本スタンス ………… 2
2 医療の質・安全確保のための要件 ……………………… 5

第2章 品質マネジメントの系譜

1 経済大国日本を支えた品質マネジメント ……………… 10
2 TQM ……………………………………………………… 13

第3章 品質に関する基本的な考え方

1 品質中心経営 ……………………………………………… 18
2 顧客満足 …………………………………………………… 22
3 品質の見方・捉え方 ……………………………………… 26
4 品質保証 …………………………………………………… 30
5 品質保証体系 ……………………………………………… 33

第4章 マネジメントに関する基本的な考え方

1 管理、マネジメント ……………………………………… 38
2 PDCA：マネジメントサイクル ………………………… 40

3	マネジメントの原則	43
4	処置	46
5	改善	48
6	標準化	50
7	標準化阻害要因とその対応	55
8	標準化の視点から見たパス	58
9	人間性尊重	61
10	ひと中心経営	65

第5章 医療の質・安全のためのマネジメントシステム

1	技術とマネジメント	68
2	品質マネジメントシステム	73
3	マネジメントシステムのモデル	75
4	日常管理	79
5	日常業務プロセスの管理	86
6	作業・業務マニュアル	89
7	プロセスの維持と改善	93
8	全員参加の改善	95
9	方針管理	98
10	方針管理のポイント	101
11	トップ診断	105
12	日常管理の実態のトップ診断	108

第6章 ISO 9000

| 1 | ISO 9001 に基づく QMS 認証 | 112 |
| 2 | ISO 9000 の有効活用 | 117 |

第1章
医療の質・安全へのシステムアプローチ

1 医療の質・安全への取り組みの基本スタンス
2 医療の質・安全確保のための要件

1 医療の質・安全への取り組みの基本スタンス

　医療品質経営のテキストの冒頭に、品質専門家である筆者（飯塚）が医療の質・安全に対して、どのような考え方を持っているのかご紹介しておきたい。そして、なぜそのような考え方をするのか、それをこのテキスト全体で説明することとしたい。

1　品質専門家から見た医療界の不思議

　著者（飯塚）は医療分野プロパーの人間ではない。おもに工業製品の品質管理の理論、方法論、技法の開発研究に携わってきた。その品質マネジメント（品質経営、品質管理）の概念と方法論を医療分野に適用しようというプロジェクトへのかかわりの過程で、医療分野における質と安全への取り組みに不思議に思うことがいくつか出てきた。

(1) 品質概念の希薄さ

　第一は「品質概念の希薄さ」である。経営、管理における質の重要性は分かっているのだろうか、顧客志向（患者中心）と言えるのだろうか。「品質」の真意は目的志向と同義と思うが、医療界の方々は目的志向の思考行動様式を持っていると言えるのだろうか。
　品質を決めるのはサービスの受け取り手、つまり顧客であることは品質管理では常識である。これを医療に置き換えると、第一義的な顧客は患者やその家族、代理人になる。しかし良し悪しは顧客（患者）が決めると言われても、率直に受けいれられないものがあるのではないだろうか。患者が医療の技術的内容に関してほとんど情報を持っていないという「情報の非対称性」のためか、圧倒的に強い立場という驕りが生じていないだろうか。患者の理解を得なければ意味がないという謙虚さが不足していないだろうか。こうしたことが理由で、「患者に納得してもらい、治ったと実感してもらえる」ということが、本当に質の良い医療だという考え方が浸透しにくいのではないだろうか。

(2) 個人的能力への依存

　第二は「個人的能力への依存」である。優れた少数の医師、看護師、薬剤師らの個人的能力や意欲に支えられすぎてはいないだろうか。良い結果を得るためのプロセス志向という考え方は理解されているのだろうか。個々人の技量に基づく組織的・計画的運営の重要

性、標準化の意義と重要性、そしてマネジメントの重要性は理解されているのだろうか。

医療は専門性が高いからかもしれないのだが、少数の優れた個人に頼りすぎている。医療に限らず、良い結果を得ようと思ったら、コアになる技術と、その技術を集団、組織で活用していくシステム、マネジメントが重要であることが理解されていない。「マネジメントなんて軽薄なことをやっていないで、医師として看護師としての腕を磨け」と言う人が多い。標準化に対する理解も低い。標準化とは、経験してみて、良いということが分かっているものや方法の採用、すなわちベストプラクティスの共有であるが、理解は浸透していない。システムの重要性についても同様である。

技術・知識だけでは技術は生きない。技術を生かす優れたマネジメントシステムが必要である。多様な職種が協働する医療機関で、個人の能力に依存するのには限界があり、関係者が力を結集するためのマネジメントが重要である。

(3) 技術普遍化技術の軽視

第三は「技術普遍化技術の軽視」である。ここでいう「技術普遍化技術」とは、目的達成のためにどうすればよいか、分かっていること(技術)を自然体で実施する(普遍化)ための方法論(技術)という意味である。最先端の医療技術も重要だが、普通の疾患、すなわち診断、治療技術がそれなりに確立しているような疾患をごく普通に回復させる技術こそが重要だと思う。この重要さが果たして十分に理解されているだろうか。

品質管理は、技術的にどうすればよいか分かっていることを、いつでもどこでも間違いなく実施することの難しさを知り、重要性を認識し、ミスやバラツキをなくすために細部に至るところまで仕組みを作り、人を訓練し教え込んでいる。こうした側面をあまり重視しない医療界は、当たり前のことを綱渡りで実施していると言ってもよい。1,000例に1例の難しい病気を治すような最先端の医療技術も重要だが、ごく普通の病気を1例もミスがないように確実に快復させる、ぶれない技術こそが重要であると思う。

2 医療の質・安全への取り組みの原則

医療の質・安全の体系の確立を願う品質の専門家として医療界を見つめ、不思議に思うことを多々経験し、考察を重ねてきた。その過程で、医療の質・安全への取り組みにおいて原則にすべきであると信ずるに至った5つの項目を挙げておく。

こうした考え方が、医療提供における常識的な原則・行動原理とみなされる状況を作り出したいと思う。それが社会全体として保有していなければならない技術の典型である医療安全、医療の質保証・改善がレベルアップした1つの姿でもある。そのために方法論として品質アプローチは使えると思う。

> 原則1：患者本位～医療提供側の価値観重視から患者中心の医療へ～
> 原則2：ヒューマンファクタ～人を責めるより人の弱さの理解と支援へ～
> 原則3：システム志向～個人の献身と悔悟からシステムによる保証と改善へ～
> 原則4：全員参加～専門家の独り相撲から全員参加の取り組みへ～
> 原則5：失敗の研究～過去の責任の追及から将来に向けた教訓の獲得へ～

(1) 患者本位

　第一の原則は品質論の基本である「顧客志向」にほかならない。なぜ医療においても患者本位、患者中心、患者満足が善なのか。専門性のない患者が、高度な技術に裏打ちされたサービスである医療とその結果について、それが良いとか悪いとかの最終判断を下すことが正しいと言えるのだろうか。品質論の原点は、他人に認められなければ良いとは言えないという哲学である。どんな取引でも、もちろん医療行為でも、それを誰かに認めてもらわない限り、相手が良いと言わない限り、意味がないということである。

(2) ヒューマンファクタ

　第二の原則は、医療提供システムにおける人間の寄与の大きさを認識して、人間のすばらしさと脆弱さを理解して、人間中心の"ひとに優しい"仕事の仕組みを作るべきであるという意味である。エラーを責めるのでなく、エラーの起こりにくい、エラーをしても大事に至らない業務システムを構築すべきである。

(3) システム志向

　第三の原則は、医療の質と安全という目的を達成するために必要な諸要素を明らかにし、これらを統合的に運営・管理する必要があるということである。個々の医療従事者の個人的努力に頼っていては限界があり、医療提供をシステムとして運営しなければならない。

(4) 全員参加

　第四の原則は、少数の専門家がすべてを仕切るのではなく、関係者全員が取り組む体制にしなければならないということである。「質」には組織の構成員全員の活動が関係しており、質にかかわるさまざまな問題の本質・真因を最も正確に知り得るのは現場第一線だからである。

(5) 失敗の研究

　第五の原則は、ミス、トラブル、事故などの「失敗」の経験を教訓にして成長しようということである。失敗は現在のシステムや技術・知識の不備や弱さの現れである。この貴重な経験から将来に生かせる教訓を得ることを目的として失敗の研究を行うべきである。

2 医療の質・安全確保のための要件

　医療の質・安全への機運の盛り上がりの中で、いまこそ医療の質・安全のための体系的方法論が必要である。その体系を考察するにあたり、どのような概念、方法論、技法の要素が必要かについて考察しておきたい。

1　6つの要件

　おもに工業分野における製品・サービスの品質保証、品質改善への取り組みの経験から、医療の質を確保するための一般論として以下の6つの要件を挙げることができる（図1-1）。安全の確保についても同様のことが言える。

> ①動機：質・安全への取り組みの動機、インセンティブ、ドライビングフォース
> ②思想：質・安全にかかわる基本的考え方、コンセプト、フィロソフィー
> ③技術：質・安全を確保するために必要な当該分野に固有の技術、再現可能な方法論、知識
> ④マネジメント：技術を生かす管理の仕組み、システム、プロセス、手順、インフラ
> ⑤ひと：能力、志気、意識、感度、認識
> ⑥推進：運動論

　すなわち、「①動機」には、質・安全に取り組もうという気になることが必須である。いまさら何を言うかと思われるかもしれないが、実は"ことが起こる"ためにはこれが最も重要である。そのために、インセンティブやドライビングフォースが必要となる。
　「②思想」には、質・安全に関する価値観が必要である。思想、哲学と言ってもよい。例えば「品質第一」「安全第一」「患者本位」「人間中心システム設計」というような基本的な考え方がそれである。こうした思想や価値観が確立していることによって、さまざまな新たな方法論の開発の方向性が正しいものとなる。
　「③技術」には、質・安全を確保するために必要な技術や知識が必要である。例えば、診療にかかわる知識・技術の体系や、ヒトはこんなときにミスを起こしやすい、ミス防止にこのような方法が有効であるというようなこと、さらには質の良い仕事をするための方法、コツ、原理・原則が明らかになっていることが必要である。

「④マネジメント」には、それらの技術、知識を業務手順の中に埋め込んで、実際にそうした技術、知識が生かされるようなマネジメントシステムを構築し運用しなければならない。実施方法を手順化したり、責任・権限を明確にしたりして、仕組みを構築し、仕掛けを作っていくことが必要である。

そうして決めた仕組み通りに実施できる「⑤ひと」を鍛えておかねばならない。技術が確立し手順化してあっても、技能の点で劣る人がいるし、必要な知識を持ち合わせていない人がいるし、やる気のない人がいたら、質も安全も確保できない。知識、技能、意欲に満ちた人材が活躍できるような組織運営を行っていく必要がある。

上述したことを「⑥推進」していくための、推進論、運動論、いわばイベント、お祭り、盛り上げもまた必要である。

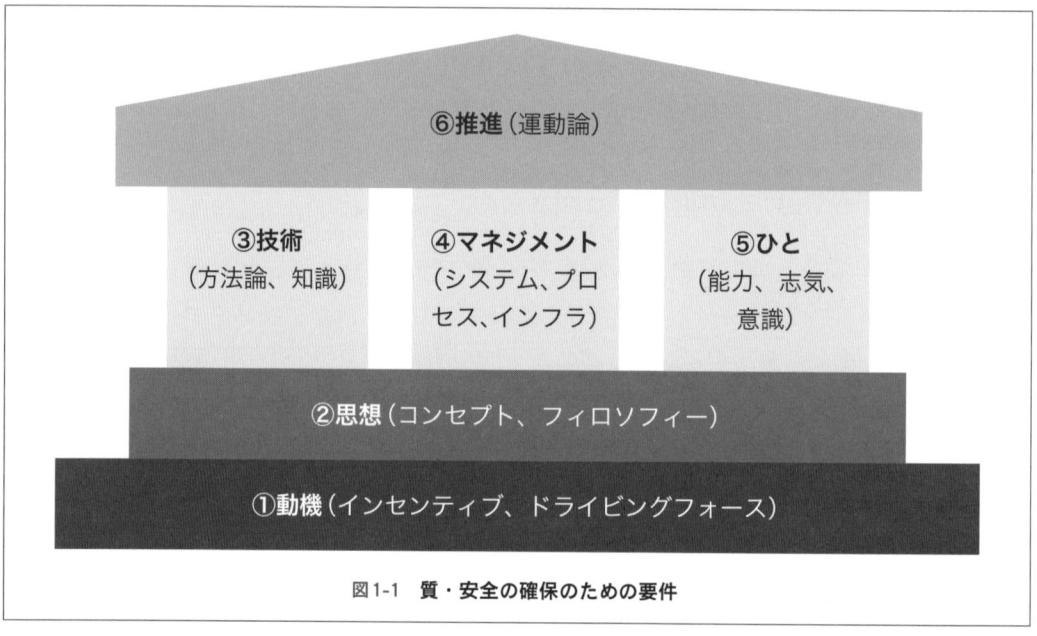

図1-1　質・安全の確保のための要件

2　6つの要件の実現のために

質と安全の確保のために、これだけ幅広い側面が要求されるときに、工業界はどのようにそれを実現してきたのか。実は健全な発展は「①動機」によっていた。品質の良い製品・サービスを顧客に提供し続けなければいずれはその組織は存在意義を失うことになり、その意味での経済合理性や利益の追求というインセンティブによって、品質向上が十分にドライビングフォースになった。では医療ではどうだろうか。経済合理性だけで健全な発展は望めないだろう。新たな価値観が必要である。医療提供者に対する最終的ドライビングフォースは、社会の価値観であろう。文化、そして（良い意味の）圧力ではないだろうか。

「②思想」をどうするか。医療を提供する病院や医療従事者、そして医療に関心を持つすべての人、ひいては社会のすべてが同意し共有できるような、医療の質・安全への取り組みにかかわる哲学を確立する必要がある。さらにそれを醸成する方法を考えなければならない。何をインセンティブとして"正しい"思想を普及するか、例えば「患者本位」という至極当然の価値観をどのように普及するか、その方法論を開発しなければならない。

「③技術」はどのように発展させればよいのか。工業においては"良いもの"を作るための方法論を各社が競って開発し技術が進展してきた。医療の質・安全のための技術はどのように蓄積され進展するのか。そもそも医療の質・安全技術は誰が開発すべきであろうか。ミスをし、事故を起こしてきた当事者なのだろうか。当事者を責めてもミスはなくならないだろう。ミスを誘発するあらゆる要因に対する巧みな対応策が必須である。それは医療機関内における対応にとどまらず、薬品メーカ、医療機器メーカ、関連制度、規制、世論など多岐にわたる諸施策が必要である。

「④マネジメント」「⑤ひと」「⑥推進」についても、医療機関や医療従事者個人にとどまらず、社会として何らかの仕掛けがなければ有効な対応にならないことは自明である。

経済性という単純なインセンティブによって健全な発展を望むことが難しく、何よりもその良し悪しが社会に与える影響が大きく、社会全体として何らかの方法論を有していなければいけないとき、その思想や方法論の全体を「社会技術」と呼びたい。医療は、この意味での社会技術がなければ、質も安全も確保できないような難しさを内在した分野ではないだろうか。こうした認識を持った改善への取り組みが必要である。

3　品質マネジメントの適用可能性

医療において、質・安全を確保するための6つの要件を満たすための方法として、とくに「②思想」「④マネジメント」「⑤ひと」「⑥運動論」については、工業界での実績を考慮し、品質マネジメントに期待するのがよいと思う。品質マネジメントには、その本質に根ざす、「品質に注目する」「システム（プロセス、資源）を対象とする」という普遍的な強みがあるからである。

品質というものは根元的なものである。品質はコスト、納期・量、安全、環境などあらゆる特性に影響を与える。コストや納期の問題に見えても、その根本原因は多くの場合、品質にある。品質の意味を広義に解すれば、あらゆる質的問題を品質マネジメントの方法論を用いて管理対象とすることができる。システム（プロセス、資源）に注目するのは、良い結果を得ようとするときに、結果を生み出す要因系に焦点を当てるという意味にほかならず、これは効果的、効率的なマネジメントのための普遍的な原理である。

こうした普遍性ゆえに、品質マネジメントのアプローチは医療にも有効である。とくに重要なのは次の側面である。

- 品質概念：何らかの行動をするとき、品質を管理目的とすることの正しさ、重要さを理解する。
- 仕事の質（業務の質）：品質は、どのような対象についても考えられることを理解する。とくに「仕事の質」という言い方をしたときに、改善への大きな可能性が開けることを理解する。
- 経営への品質の寄与：経営・管理において、品質を確保することが、経済性その他の側面よりも根元的であり、重要であることを理解する。
- 顧客指向：提供側ではなく、サービスや価値を受ける側の評価こそが重視されるべきであることを理解する。換言すれば「目的指向」の重要性を認識する。
- 管理・マネジメントの概念：管理とは「目的を継続的に効率よく達成するためのすべての活動」であり、監視、統制、締めつけ、強制などの概念とは異なる価値観で改善に取り組めることを理解する。
- PDCAサイクル：P（Plan）、D（Do）、C（Check）、A（Act）というサイクルを回すという説明によって、管理に対する具体的イメージが得られる。
- 事実による管理：あらゆる場面において事実を把握することの重要さを認識する。
- プロセス管理：良い結果を得るためにはプロセスを管理しなければならないという考え方を身につけ、プロセス改善に取り組む。
- 人間性尊重：品質を維持し向上するうえで人間が最も重要であり、人間の強さ・弱さを理解し、人間を尊重したマネジメントシステムを構築する。
- 全員参加の改善：組織を構成する全員が参画し改善することの重要さ、有効性を認識する。
- 問題解決：問題解決を通して組織的改善を促進し、また管理のレベルアップを図る。

　医療において、「質」を正しく認識し、「製品・サービス」や「顧客」という概念を理解し、さらに「組織の質」という概念を理解できるなら、品質マネジメントは医療における経営の有力なツールになり得る。

第2章
品質マネジメントの系譜

1 経済大国日本を支えた品質マネジメント
2 TQM

1 経済大国日本を支えた品質マネジメント

1 品質立国日本

　1980（昭和55）年のこと、米国の3大テレビネットワークの1つNBCで"If Japan can…, why can't we?"という番組が放映された。番組の主題は、工業製品において世界に冠たる質を誇り奇跡的な経済発展を遂げた日本の成功の理由を分析し、「日本にできて、なぜ米国にできないのか」と訴えるものだった。バブル経済崩壊後、経済構造の変革に手間取っている日本を考えると隔世の感がある。

　しかし確かに、歴史的事実として、日本は、1980年代に「品質立国日本」「ものづくり大国日本」「ジャパン・アズ・ナンバーワン」などともてはやされ、質を武器に工業製品の競争力を確保して世界の経済大国にのし上がった。まず手始めに1970年代に、製鉄において大型の高炉とコンピュータ制御を武器に米国の製鉄産業に致命的な打撃を与えた。そして、低燃費、高信頼性、高品位によって米国の自動車産業に殴り込みをかけた。さらには、家電製品、半導体でも、圧倒的な高品質、高信頼性、合理的な価格によって、世界の市場を席巻した。ついには、日米経済戦争などと言われる経済摩擦を起こすに至ったのである。こうした経済・産業活動を支えたもの、それは日本的経営と日本的品質管理（品質マネジメント）だったのである。

2 TQC

　日本の品質マネジメントの思想・方法論は長いことTQC（Total Quality Control：総合的品質管理）と呼ばれていた。そのTQCの何たるかを一言で表現するのは難しい。発展の過程において確立されてきたさまざまな概念、思想、哲学があり、先人の血と汗と涙の結晶とも言える多くの優れた技法、手法があるからである。TQCは、枝葉末節を取り払うと、「品質を中核とした、全員参加による改善を重視する経営管理の1つのアプローチ」と表現してよいだろう。

　TQCの特徴は3つのキーワード、「品質」「全員参加」「改善」に凝縮される。組織は顧客にその組織のアウトプットである製品・サービスを提供することによって存続できる。TQCには、そのアウトプットの質こそを経営の中核に置くべきであるという哲学がある。

そして、アウトプットの質を確かなものとするには、それを生み出すプロセスの質を上げなければならないと主張する。TQCはまた、組織のアウトプットの質を達成するために、組織を構成する全員による参画が効果的、効率的であることを証明してきた。品質を確保するためには、固有技術とその技術を生かす管理システムの双方において高いレベルが要求される。TQCは、いついかなるときも不十分なこれらの技術および管理システムを改善するよう推奨し、そのための豊富な道具も提供してきた。TQCは古典的な経営学（経営論）にあきたらなかった経営者を惹きつけた。古典的経営論にはなかった新しい考え方や方法論が、競争力のある企業の基盤を構築するうえで有効で魅力的だったからである。

収入の基礎となる組織のアウトプットの質を中核に置くことは、言われてみれば当然のことである。組織のアウトプットの質を確保するための活動は、それを生み出す「仕事の質」の向上を目指す活動につながり、結局は「組織の質」そのものを向上させる活動となるだろう。さらに、「全員参加」の思想に基づく経営は、管理する人・される人、多数の考えない人の存在という構造から、全員が目的達成のために努力するという極めて効率的な組織運営への変化をもたらすことになる。改善を重視するという方法論もまた魅力的だった。これは、プロセス、システムを定義してそのとおりに実施させるという欧米流の管理にはないもので、したがって古典的経営論の教科書には書かれていない。一部の優れた人が構築した枠組みで多数の人が働く構造ではなく、全員がいまより高いところを目指して不十分でもとにかく動き始めるという独特の経営管理哲学を持っている。各部門の個別の改善の寄せ集めがいつのまにか総合的な品質マネジメントシステム、経営管理システムの構築につながっていく推進方法も斬新だった。しかも、改善が決して単なる精神論ではなく、科学的問題解決法、統計的データ解析法、言語データ解析法などの確かな科学的方法に裏づけされていた。

TQCは日本的品質管理の代名詞のように使われていたが、実は最初にこの用語を使ったのはファイゲンバウム（A.V. Feigenbaum）であった。彼は、それまで品質部門の仕事であったQC（Quality Control：品質管理）を、全部門の品質スタッフの仕事にしてシステム化すべきであると主張し、その新しい概念をTQCと名づけたのである。

この魅力的な用語を知った日本の品質管理界は、見事な（誤解に基づく）拡大解釈をしたのである。それは次の3つの意味での"Total（総合的）"の拡大解釈であった。第一にファイゲンバウムの主張と同じく全部門の参加、第二に経営トップから第一線の作業者・事務員までにわたる全階層の参加、そして第三に品質中心という原則を堅持しつつも、品質だけでなくコスト、量・納期、安全などすべての経営目標を管理の対象としたのである。

3　TQCの発展

日本の近代的品質管理は1949（昭和24）年に始まったと言える。戦後の復興の過程で、

アメリカから統計的品質管理を本格的に学び、この手法を工業製品の品質の維持・向上に適用し始めた。品質管理の推進団体が活動を始め、研修会が開催され、研究会も設立された。そして1970年代に至る二十数年の間に日本の工業の発展とともに、いや工業の発展を支える管理技術として、大きな発展を遂げた。それは、1950年代の製造業の製造部門における製造工程での製品品質の管理から、生産準備、設計、企画などの上流工程へ、生産技術、設計、営業、事務などの多様な部門へ、製品品質だけでなくコスト、量・納期、安全なども管理の対象にする、というように拡大してきた。TQCを適用する業種も建設、電力、サービス、ソフトウェアなどの非製造業へと広がっていった。

1980年代半ばまでTQCはわが国の製造業を中心に高い評価を受けてきた。要は時代の要求に合致していたということである。すなわち、これまでの企業経営において最も重要であった「良いものを安く作る」ための経営システムの構築に多大な貢献をし得る方法論であり、「長期的利益」の基盤の構築に直結するものだった。このように、わが国の工業の発展において、製品の「品質」を経営戦略の中核に置くことが有効であり、そのためのさまざまな概念と方法論をTQCとして提供してきたからにほかならない。

「お客様」あるいは「品質」という概念、さらには経営における品質の重要性を真に理解し、行動に移すことは容易ではない。TQCは、アタマでは分かってもカラダで理解することが難しいことを、理論と実践の両面からさまざまの表現、方法論、手法を通じて語ってきた。しかも、これを信じた組織の成功ということで有効性を実証して見せたのである。

「管理」とは、単なる監視でも統制でもない。TQCは、組織における管理の概念や有効な方法論を、PDCAサイクル、プロセス管理、事実による管理、重点志向、源流管理、未然防止などによって提示し、その有効性を実証した。またTQCは、「全員参加」による「改善」の重要性を説き、その有効性を遺憾なく実証した。これらは管理論における思想革命でもあった。QCサークル活動（第一線の職場で働く人々が継続的に製品・サービス、仕事などの質の管理・改善を行う小グループ）はこの思想革命を具現化する場であった。

TQCは、品質や管理にかかわる思想、概念、理論だけでなく、これらを具現化するための具体的手法をも備えていた。いわゆるQC手法の開発と適用例の提示によって、製品・サービス、プロセス、システムの改善を現実のものとしたのである。

組織における経営管理体制の改善・改革にはトップのリーダーシップが必須である。TQCは、高度な思想をトップの指導のもとに全員で具現化する方法であり、これもまた、TQCが現実に適用され有効であった1つの理由となった。

以上を要約すれば、TQCの強み（アイデンティティ）は、「質概念の普及・啓蒙」と「管理の大衆化」にあったと言える。全社で品質中心経営を遂行していくには、高度な思想や方法論が必要である。これらを分かりやすく実施可能な形で提供し大衆化に寄与したのがTQCだった。それが経済成長・市場拡大期に必要となる企業経営における価値観・方法論と合致し、その結果として多大な寄与をした。

② TQM

1 TQMの全体像

　1995(平成7)年ごろから、TQCをTQM(Total Quality Management:総合質経営、総合的品質経営、総合的品質管理)と呼ぶ企業が増えてきた。TQC界においても、経営環境の変化の中で、これまでのTQCをその中核として継承しつつも、新たな品質経営のモデルとしてのTQMの再構築が図られた。

　こうした状況を踏まえてTQCを発展的に再構築しようというTQMの全体像は、図2-1に示すようなものである。

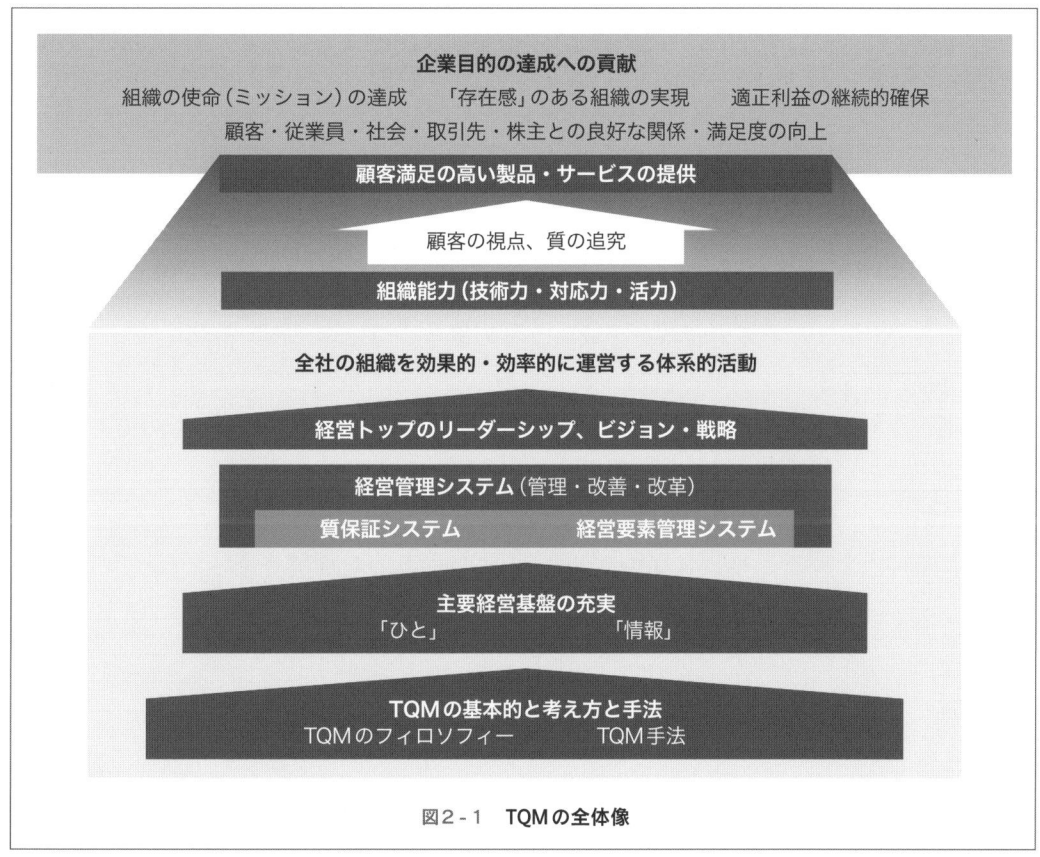

図2-1　**TQMの全体像**

第2章　品質マネジメントの系譜

すなわち、
① TQMがめざすものは「企業目的の達成への貢献」である。それは「存在感」のある組織の実現、組織の使命（ミッション）の達成、適正利益の継続的確保であり、すなわち、顧客・従業員・社会・取引先・株主との良好な関係・満足度の向上である。
② これら企業目的の達成には、顧客の視点、質の追究という経営哲学に基づく顧客満足の高い製品・サービスの提供が基礎として必要であり、それを現実のものとするのが「組織能力（技術力・対応力・活力）」の向上である。
③ こうした組織能力は、全社の組織を効果的・効率的に運営する体系的活動によって現実のものとなる。すなわち、「経営トップのリーダーシップ、ビジョン・戦略」のもとで「TQMの考え方・価値観」と「科学的手法」を適用することによって、主要経営基盤としての「ひと」と「情報」という経営資源を重視して、管理・改善・改革の考え方を具現化する適切な「経営管理システム」のもとで「質保証システム」と「経営要素管理システム」の合理的な運営によって実現される。

　この説明だけでは具体的内容は分からないだろう。全体像だけを何となく分かっていただければ、いまはそれで十分である。

2　TQMの構成要素

　さてTQMの全体像を図2-1とは少し違う観点、すなわちTQMがどのような要素から構成されているかという点から整理しておこう。いろいろな切り口があるが、ここでは、①基本的考え方、②マネジメントシステム、③手法、④運用技術の4つに整理し、図2-2にまとめておく。

　こうしておよそTQMと呼ばれる内容を列挙してみると膨大であることが分かる。工業界が、戦後30年ほどでその骨格を形成し、その後も今日に至るまで経営の中核に位置づけている品質マネジメントの全貌は、製品検査やクレーム処理といった狭い範囲にとどまらず、組織を構成する人々の能力開発、意欲向上までを視野に入れるものなのである。

　以降の章において、図2-2のうち、第一の「基本的考え方」および第二の「マネジメントシステム」の一部について説明する。これによって、医療において、品質マネジメントを適用するにあたって必要となる基礎知識、基本的考え方を理解していただけるものと思う。

基本的考え方	・質、マネジメント、人間性尊重
マネジメントシステム	・経営トップのリーダーシップ、ビジョン・戦略
	・経営管理システム：経営管理システムの運営、日常管理，方針管理
	・品質保証システム：品質保証体系、品質保証システム要素
	・経営要素管理システム：経営要素管理の運営、量・納期管理、原価管理,
	・環境管理、安全・衛生・労働環境管理など
	・リソースマネジメント：人、情報・知識・技術、設備などの質のマネジメント
手法	・科学的問題解決法（QCストーリー）、課題達成手法
	・QC七つ道具（Q7）、統計的手法、新QC七つ道具（N7）
	・商品企画七つ道具（P7）、戦略的方針管理七つ道具（S7）
	・QFD、FMEA、FTA、DR
	・他の経営管理手法（OR，VE/VA，IE手法）の活用
運用技術	・導入・推進の方法論：標準的ステップ、体制・組織、教育・指導、評価・診断
	・組織・人の活性化：個人・部門のレベルアップ・活性化のための諸活動
	・企業の表彰制度（デミング賞、日本品質管理賞）
	・相互啓発、情報獲得：全国的推進体制、相互啓発・情報交換の場、ベンチマーキング

図2-2　TQMの構成要素

第3章
品質に関する基本的な考え方

1 品質中心経営
2 顧客満足
3 品質の見方・捉え方
4 品質保証
5 品質保証体系

 品質中心経営

1　価値の提供〜製品・サービスと顧客

　組織は、その活動の主たるアウトプットとしての製品・サービスを顧客に提供し、それによって対価を得て、そこから得られる利益を再投資して価値提供の再生産サイクルを維持する。製品・サービスの品質を中心とする経営アプローチとしての品質マネジメントについて本格的に考察するのであるなら、まずは製品・サービスが何で、顧客が誰であるかを明らかにしておかなければならない。これが明確にならないと経営の目的が明らかにならない。あなたが所属している組織（病院、クリニック、○○科、看護部、薬剤部、製薬会社、医療機器メーカなど）は、誰にどのような「価値」を提供しているのだろうか。

　医療において「製品・サービス」とは何だろうか。品質マネジメントの主たる対象となるもの、組織が顧客に提供する価値が含まれているものは何だろうか。製品・サービスとは、ある意味では、組織が（製品・サービスを提供するために）確立したプロセスの出力である。「医療プロセス」というプロセスにおいて価値を付与する主たる対象は患者であるが、これを製品・サービスと考えるべきだろうか。確かに患者は医療プロセスにおいて何らかの価値を付与される対象ではある。しかし、医療プロセスのアウトプットは、患者そのものではなく、患者の「状態の変化」であり、患者が医療プロセスにおいて受けた医療サービスの総体であると考えるべきであろう。そうであるならば、製品・サービスは「患者などに提供される医療サービス全体」であると考えるのが自然ということになる。

　次に、医療における「顧客」とは誰であると考えるべきだろうか。顧客の第一義は患者本人（または患者の代理人）と考えるべきだろう。製品・サービスを「医療サービスの全体」と考えるなら、その医療サービスの直接の受け取り手は患者なのだから当然である。

　もっと広く考えるなら社会全体までを考慮すべきかもしれない。たとえ製品・サービスの価値の直接の受け取り手だけを顧客と考えるとしても、社会、正確には地域社会、地域住民、当該医療機関の潜在顧客（将来、患者になるかもしれない人）もまた顧客と考えてよいという意味である。

　しかし、医療の質向上の緒についたばかりの段階で、非現実的理想を言っても始まらない。第一段階として、医療における主たる顧客は、患者またはその代理人に限定し、これら患者などの満足から取り組むべきだろう。その次の段階では、医療を提供する組織の社

会的責務を考察して、社会そのものもまた重要な顧客であると認識した活動を推進すべきだろう。

2 品質、質

　では次に、その製品・サービスの良し悪しとしての「品質」とはどのような意味なのだろうか。品質は「ニーズにかかわる対象の特性の全体像」と定義される。品質が考慮の対象についての特性の全体像を意味していることに異存はないだろう。だが、特性といってもそれこそゴマンとある。この定義のポイントは「ニーズにかかわる」部分にあり、それら無数に考えることのできる特性のうち、ニーズにかかわるものの全体像がその考慮の対象の品質である。品質について考慮の対象としたもの、それが製品・サービスであれ、システムであれ、人であれ、プロセスであれ、業務であれ、何であれ、その対象に対するニーズに関する特性に関心がある。さて、ニーズというが誰のニーズなのだろうか。顧客、すなわち提供する製品・サービスの受け取り手がその製品・サービスに対して持つニーズである。提供側でなく、価値の受け取り手が関心を寄せ何らかのニーズを抱く、その特性の全体像、これが品質の意味である。
　「ニーズにかかわる対象の特性の全体像」という品質の定義には、深遠なる意味が隠されている。それは、品質の良し悪しは外的基準で決まるということである。製品・サービスの提供側から見て、その受け取り手側という外部の価値基準によって決まるということである。目的志向といってもよいかもしれない。製品・サービスの提供にあたって、品質に関心を持つということは、すべての行動は外的基準に適合するという目的のためになされるべきであるということが示唆されている。自分の勝手な価値観でなく、目的に照らして自分の活動が妥当かどうかを判断するという行動様式が推奨されているのである。品質マネジメントが、広範囲に適用される理由の1つは、品質が持つこのような基本概念にある。
　さて、この項の標題を「品質、質」としているが、なぜこのように2つの用語を併記したのか少し説明しておこう。「ニーズまたは期待を満たす能力に関する特性の全体」を意味する"quality"の訳語としてわが国では長く「品質」という用語を用いてきた。ところが、品質および品質管理の適用範囲が広がるにつれ、品質という用語が、ともすると「品物の質」という意味を示唆しかねず、サービス産業では品質という用語の使用になじみがないこと、および品質と表現すると「有形の製品の質」を思い描くという固定概念があることを考慮し、あらゆる産業においてその定義の意味するところを端的に表すために「質」という表現を使うことも多くなった。
　実は、品質の「品」は品物の「品」ではなく、「品が良い、悪い」と言うときの「品」である。品質の品が「品物の品」に思えるから「質」と言ってくれなければ理解できないというような日本語能力に問題のある人々に迎合するのはいかがなものかと思うが、一方で、新たな

文化・価値観を説明するとき、用語法の障害はできるだけ低くしておくべきでもある。

さて、医療における品質マネジメントを考えるにあたって、患者とその関係者に提供される医療サービス全体をその考察の対象とするとき「品質」とは何を指しているのだろうか。「患者とその関係者に提供される医療サービス全体の質」とは何だろうか。それは、「治療前後における患者の状態の変化に関する、医療の受け取り手のニーズ・期待をどの程度満たしたかを表現する特性の全体」と言ってよいだろう。家族などの患者の関係者も顧客に含めて考えると、患者の状態変化が、患者の関係者に与えた利益あるいは損害も含まれるだろう。

医療の質の定義として、この定義はかなり狭い。この程度に狭く定義しておくにしても、その質には、診療の質と、診療に直接関係しないその他のサービスの質とがある。診療は、健康のアウトカムを主目的とするが、医療には、こうしたアウトカムだけでなく、患者への応対、待ち時間、プライバシーの尊重など医療が提供するサービスの全体が含まれる。診療にしても、看護ケアの質、検査の迅速化など、診療指針・計画の質、その実施プロセスのほかに、関連する診療行為の質が考えられる。

3 品質中心経営

品質マネジメントは、経営における品質の重要性を強調し、品質を中心とする経営を推奨する。組織はそのアウトプットである製品・サービスを顧客に提供し、それによって対価を得ようとするのだから、製品・サービスは顧客のニーズ・期待に応えるような特性・特徴を有していなければならない。この意味で、製品・サービスの品質が良いこと、すなわち顧客ニーズに適合することは、経営の目的そのものであり、経営において製品・サービスの品質を中心に置くことは自然なことである。

品質を経営の中核に位置づけるのは品質が根元的だからでもある。製品・サービスの品質はコスト、量・納期、安全、環境などあらゆる特性に影響を与える。コストや納期の問題に見えてもその原因は多くの場合「品質」にあり、品質が達成できないから、コストアップになり、手戻りが生じて納期遅れとなる。製品・サービスの品質がコスト、納期などと矛盾するとき、品質を重視することは、品質の根元性ゆえに大きな過ちにはならない。

品質の意味が理解できれば、品質マネジメントの方法論を用いることによって、経営におけるあらゆる質的問題、例えば仕事の質、組織運営の質、人の質などをその管理対象とすることもできる。長期的かつ広い視野に立つ場合、品質を重視するという行動原理は、多くの場合ますます正しい。

経営に対するマイナスの影響の視点から、経営における品質の重要性を論じることもできる。「品質ロス」という考え方がある。品質ロスとは、品質にかかわるロス（損失）という意味である。品質ロスは「内部ロス」と「外部ロス」に、また「目に見えるロス」と「目に

見えないロス」に分けられる。目に見える外部ロスの典型は、顧客の苦情・クレームにかかわる損失、目に見える内部ロスの典型は、不良、不適合にかかわる損失である。品質に関して留意すべきは、目に見えないロスである。目に見えない内部ロスとしては、例えば失敗の手直しによる機会損失、つまり品質に起因する問題の処置のために貴重な人材が浪費され、将来に向けた活動が十分にできなくなるという損失である。目に見えない外部ロスの典型は売上の減少である。クレームが来るうちはまだよい。価格があまり高くない製品・サービスでは、品質が悪いと、たいした苦情もないのに売上が徐々に減ってくる。このような重大な事態を生みかねない目に見えないロスも、元を正せば品質に起因しており、このような点からも品質の重要性は計り知れない。

　医療においては、典型的な商品と異なり単純な経済原理・市場原理（安くて良いものが売れるという原則）が働かないが、それでも長期的にまた視野を広げて見れば状況は同様である。品質が悪いために必要となるやり直しや後始末はそれ自体がムダであり、通常は優秀な診療スタッフによって実施される。その優秀なスタッフは、本来はもっと価値ある前向きの仕事をして病院の名を上げてほしい。病院に対する小さな不満・苦情の蓄積がもたらす評判の低下は徐々に患者の数を減少させる。

　品質を達成するためにはマネジメント（経営・管理）が必要である。その基本は「システム志向」である。システム（プロセス、資源）をマネジメントの対象にするという行動原理は、結果を生み出す要因系に焦点を当てるという意味であり、これは効果的・効率的なマネジメントのための普遍的な原理である。組織は、顧客に価値を提供するために設立され活動を行う。その価値は、製品・サービスに内包され、製品・サービスを通して顧客に提供される。その製品・サービスの品質のためには、それを生み出すシステムに焦点をあて、品質のためのマネジメントシステムについて考察することが本質的である。こうした考察に基づいて導かれる品質マネジメントシステム（Quality Management System：QMS）モデルは、理の当然として、総合的・包括的なものとなり、結果として、組織のブランド価値、業績の向上につながる。

2 顧客満足

1 顧客指向、品質＝顧客満足

　軽自動車、エコノミーカー、スポーツカー、レジャービークル、高級セダンのうち、どの車の品質が最も良いと言えるだろうか。あるいは、白、ピンク、ブルーのワイシャツのうち品質の最も良いのはどれであろうか。これらの問いに対する妥当な答えは「それは品種の問題であって品質の問題ではない」であろう。近くの路地を走り回ることが多く経済性を気にする人にとって、良い車とは、小回りがきいて燃費の良い車であろう。要は「品質の良し悪しは顧客の満足度で決まる」ということである。提供者側が決めるものでない。高級ということと高品質ということは別のことである。公序良俗、倫理に反しない限り、品質が良いとはよく売れるものである。このように、品質マネジメントにおいては、品質とは「顧客満足度」「使用適合性」であり、製品・サービスを提供する側の論理ではなく、それを受け取る側の評価で決まると考えている。

　しかし、なぜ顧客満足なのだろうか。「医療における質の良し悪しは患者が決める」と言われて、素直にうなずけるだろうか。「患者中心」「患者本位」「患者満足」と言われるが、なぜそれが善だと言えるのだろうか。医療の専門性のない患者が、なぜ高度な技術に裏打ちされた価値提供サービスである医療とその結果について、それが良いとか悪いとかの判断を下す資格があるのだろうか。実はこの疑問は、通常の製品についても同様で、素人である顧客の判断が専門家である供給者側のそれより上に位置づけされる理由は何かという根元的な問いでもある。

　品質論の原点には、およそ社会において他人に認められなければ良いとは言えないという哲学がある。「誰もいない森で木が倒れて音がした。それを音がしたと言えるか」という禅問答がある。禅問答だから答えは多様である。絶対的存在や事実を主張してもよいし、誰かが認知しない限り、存在しない、何も起きていないのと同じと主張してもよい。品質論は、後者の相対的認識に立脚している。どんな取引でも、もちろん医療でも、それを相手に良いと認めてもらえない限り意味がないということなのである。

　顧客志向の考え方を、マーケティング分野では、マーケットイン／プロダクトアウトという表現で説明している。マーケットイン（market-in）とは、市場（または顧客）の中に入って、市場のニーズを把握し、これらを満たす製品・サービスを提供することをいう。顧客

顧客満足 ❷

第一の考え方にほかならない。

これに対し、プロダクトアウト（product-out）とは、提供側の勝手な思い込みで作ったものを顧客に売りつけることをいう。卸売・小売店への押し込み販売、市場把握・市場分析抜きの製品・サービスの開発・販売などがその例である。もっともな話ではあるが、この概念を軽率に理解してはいけない。マーケットインとは、単に顧客のニーズに迎合することではない。このような製品・サービス提供は、真の顧客満足を与えないだろう。プロダクトアウトでは、提供側の得意な技術を駆使することができるから、状況によっては、極めて効率的に顧客満足を実現できるかもしれない。プロダクトアウトというよりは、顧客ニーズを斟酌したコンセプトアウト（技術に裏打ちされた提供者からの訴求）こそが、真のマーケットインと言うべきであろう。

医療においても、近年盛んにいわれる患者中心医療、患者本位、患者満足は、いずれもマーケットインの考え方の現れと言える。忙しいのに同じことを何度も念を押され、答えるのが面倒でぶっきらぼうな説明をする医師の態度はプロダクトアウト的ということになる。だからといって「苦しい。殺してくれ」と言われて殺すことがマーケットインでないことは明らかである。患者の真意は「苦しい。この苦しみを取り除いてほしい。そして病気を治してほしい」ということだろう。こうした患者の真のニーズを斟酌し、その期待を満たすことこそが真のマーケットインといえる。その意味で、ただ表面的に「患者様」というのはいかがなものかと思う。そう呼ぶのであれば、「～様」とつけて恥ずかしくない医療の質・安全体制を構築してからにしたい。

2　顧客は誰か──顧客の多様性

「品質とは顧客満足である」とは言っても、次に、顧客は誰かという難しい問題に直面する。「価値の提供」という図式では、顧客とは、代価を支払って、製品・サービスを通して提供される価値を入手した者ということになる。しかし、一般的には、顧客（＝提供される製品・サービスがもたらす価値を受け取り、その品質を判断する者）は多様である。例えば、顧客とは、いわゆる顧客（customer、お金を払って買う人）なのだろうか、それとも使用者（user、実際に使う人）なのだろうか。もちろん一致することもあるが、通常は、その両方を考えなければならない。

ギフト商品の顧客は誰かという問いかけも面白い。少なくともそのギフト商品を購入する人と贈られる人がいる。購入する人は、自分の気持ちを表現できてセンスの良さも主張できて、しかもばれない程度に安いものが良いと思うだろう。もらう人は、欲しいけれど自分で買うのはなぁ、なんて思っているものだったら嬉しいだろう。要は、贈る人・贈られる人の両方とも顧客と考えるべきで、ギフト商品の品質を考察するときには、贈る人・贈られる人の双方が満足するかどうかについて考えなければならない。

顧客として、購入者、提供者以外の第三者を考えることもできる。すなわち、製品・サービスが作られ、使われ、廃棄される際に影響を受ける人々も顧客と考えて製品・サービスの企画・設計を行わなければならない場合もある。その代表は「社会的品質」という概念である。この考え方は、公害問題が発生した1970年代に一般的になった。自動車の排気ガスの問題は良い例である。安く性能の良いエンジンを作ることができれば、購入者にとっても自動車会社にとっても良いことである。しかし、そうしたエンジンは、通常は大気を汚染する。しかしそれでは、社会（地球環境）は満足できない。社会の要請によって、自動車会社は、排ガス規制に適合した製品を提供する義務がでてくる。

製品・サービスの品質の企画・設計においては、常に多様な顧客に留意する必要がある。建築物、放送、電力供給サービス、学校教育などの顧客が誰であるか、深い考察が必要である。例えば、建築物のお客様は、施主、管理者、居住者、利用者、隣人、地域、行政、はたまた通りすがりの人までいろいろ考えることができる。学校教育において、生徒・学生はお客様だろうか。筆者は大学の教師だが、学生を主たるお客様とは考えていない。もっと重要なお客様は、社会、企業、両親だろうと思っている。

医療において、顧客とは、「医療機関が提供する価値を受け取る人または組織」のことであるから、主な顧客は患者と考えてよい。製品・サービスとその質を設計するにあたり、顧客ニーズが重要な意味を持つから、患者が意思決定や意思表示を正確に行えない場合は、患者のニーズを代弁できる人を含めて顧客と考えるのが妥当である。例えば、患者が子どもの場合には通常はその親、患者の意識が正常でない場合はあらかじめ指名された、または妥当とみなされる患者の代理人がこれにあたる。顧客をより広い意味で用いることもある。例えば、その病院を信頼して特定の検査や手術のために患者を紹介し退院後の継続治療を担当する診療所は、広義の顧客に相当するだろう。会社の委託による職員健診では、健診を受ける個人だけでなく会社も顧客と考えられる。SARS患者の隔離治療の場合は、その患者だけでなく地域社会もまた顧客と考えられる。このように、顧客が誰かを考えることは、提供する製品・サービスの品質を考える際の出発点となる。

3　後工程はお客様、内部顧客、プロセスオーナー

顧客（使用者）に対する品質を経済的、効率的に達成するためにどうすればよいだろうか。最終工程で確認するというのは効率的ではない。組織の全員が品質にかかわるのであるから、全員が頑張ればよいと思われる。しかしながら、「全員で実施する」というのは、ともすれば「誰も何もしない」ことにつながりかねない。私一人ぐらい何もしなくても……、と考えるだろうから。そうであるなら、各工程が次の工程に対して自分の工程の"製品・サービス"の品質を保証するということを繰り返せばよいはずである。これが「後工程はお客様」の考え方なのだが、ここには組織を効果的・効率的に運用するための深遠なる示唆が含ま

れている。

「品質とは顧客の満足度」と言うが、満足を与えるべき顧客は最終の顧客ばかりではない。それにつながる途中にいる自分の仕事の結果の影響を受ける人々をも顧客と考えて、自分の仕事の質を保証するようにすべきである。この考え方は、米国において"internal customer"（内部顧客）という概念として広く受け入れられた。これがこの格言の第一の意義である。第二の意義は、一人ひとりが組織の最終目的との関連において自己の業務の意義を理解し、その責任を果たしたときに、組織全体として効率的に目的が達成できるという教えである。この考え方もまた米国で"process owner"（プロセスオーナー、プロセス所有者）という概念として広まり、自分の業務に責任と誇りを持ち、自己の業務の質を保証するというマネジメントの方法論を生み出した。

　何か問題が起きると、多くの組織では、まず互いに責任のなすりつけあいが始まり、自分を安全な場所に避難させる争いが起こる。こうした組織運営は組織の目的達成のためにあるまじきことであるし、まっとうな問題解決に結びつかないことも明らかである。「後工程はお客様」という奇妙な表現には、"自分の工程の質"あるいは自分の工程の不十分さの実態を明らかにし、その不備の原因追求をして、自分の工程の結果（＝自工程の製品・サービス、自工程が提供する価値）の質の向上を図ることを、すべての人に求める深遠なる考え方が含まれているのである。現場第一線の業務において、問題がどこにあるかは直接の担当者が最もよく知っている。だから直接の業務担当者がその業務の改善を行うのが最も効率的である。「後工程はお客様」という表現には、品質マネジメントの中心的な考え方である「顧客志向」「プロセス重視」「全員参加」「改善」などの重要な考え方が、さりげなく凝縮されている。実は、品質概念、顧客志向という深遠なる哲学を日常の行動に生かし、組織を構成する全員による改善を進める原動力になっているのがこの言葉なのである。

　医療においても、「後工程はお客様」「内部顧客」「プロセスオーナー」（の考え方？）は、医師、看護師、薬剤師、検査技師など職種による組織構造が普通である医療で、患者中心のチーム医療を提供するために有用であると思う。すなわち、各人が組織全体の中でどのような役割を果たすべきかを認識し、帰属職種に固有の価値観にこだわることなく、良質で安全な診療という目的を達成するような行動様式を促すことにつながるだろうと期待できる。

　また、ともすると医師が絶対の指揮権を持っていて、不満を持ちつつも言われるままに業務をこなすうちに、徐々に主体性、自律性を失いかねない医師以外の医療従事者の意欲向上に貢献できると思う。職業に貴賤なしという。同様に、組織における役割に上下はなく、すべての役割が適切に果たされたときに全体最適となり、それゆえにそれぞれの役割の担当が満足できるのではないだろうか。

3 品質の見方・捉え方

1 設計品質／適合品質

製品・サービスの品質には少なくとも2つの側面がある。「設計品質」と「適合品質」である（図3-1）。製品・サービスは顧客の要求・ニーズ・期待を満たすように設計され、その設計に従って実現される。設計とは「要求を満たす方法・手段の指定」である。だから設計の結果を仕様（スペック、specification）

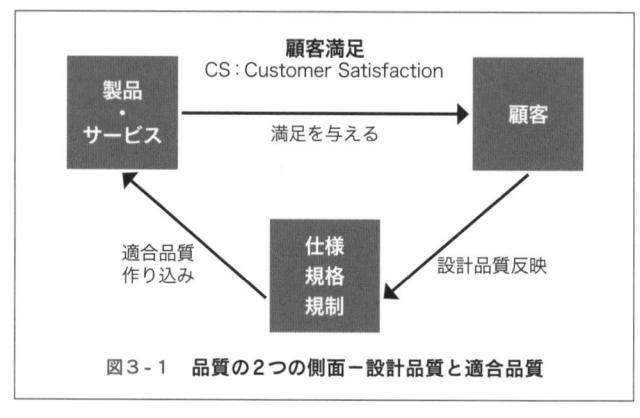

図3-1　品質の2つの側面－設計品質と適合品質

と言ったり、設計行為を仕様化と言ったりする。車の設計とは、車に対するさまざまな要求を満たすように、どのような材料を使い、どのような形状・寸法にして、どのような機構にするか、さらにどのように作るか、それらの仕様、詳細計画を決めることである。「設計品質」とは、顧客の要求をどの程度満たす設計になっているか、その程度のことを言う。一方、「適合品質」とは、実際の製品・サービスがどのくらい設計の指定通りにできているか、その程度を言う。もちろん、重要なのは設計品質である。これが悪いと、全社を挙げてお客様に喜んでもらえない、つまりは売れない製品・サービスを清々粛々と作り提供し続けることになる。

品質のこの2つの側面は、「計画の質」と「実施の質」と言い換えてもよい。すなわち、計画（実施しようとしたこと）がどれほど目的に合っているかと、実施（現実に実施したこと）がその計画にどれほど合っているかである。これは、あらゆる対象に対して持つべき視点だと思う。筆者はゴルフをするが、パットが入らなかったとき、ラインを読めたか（設計品質）ということと、思い通りに打てたか（適合品質）のどちらであったかを分析する。多くの場合、ショートパットは適合品質の問題で、ロングパットは設計品質の問題である。

医療の場合、診療の質にかかわる問題を、基本的なところで、診療方針・診療計画の妥当性・適切性と、その方針・計画通りに実施できたかどうかという2つに切り分けて考え

ることが例になる。もっと日常的な業務の例では、与薬において量を間違え投与直前に危うく発見して事なきを得たという問題に対して、まずは、そもそも処方箋の指示内容は正しかったのか（指示、計画の質）、それとも処方箋の指示は正しかったが実施においてミスをしたのか（実施の質）のどちらであるかを切り分けることなどがある。さらに、実施のミスについては、その実施手順に問題があるのか、それとも手順通り実施しなかったのか、あるいはできない事情があったのかというように、計画と実施の問題のいずれであるかを分解していくことも有用である。

2　業務の質

　品質マネジメントは、品質を目に見える形ある品物の質にとどまらず、あらゆる考慮の対象の質と考えることによって、大きく領域を広げ、効果を大きなものとした。まず、提供する製品が品物でなくても、例えば無形のサービスであっても、そのサービスの受け取り手の要求・ニーズ・期待にどれほど合致しているかという観点からそのサービスの質を考察することができる。

　製品・サービスそのものだけでなく、それらを生み出す仕組みの質を考慮対象にすることもできる。製品・サービスの質を達成するためには製品・サービスを生み出すプロセスの良し悪しを問題にしなければならない。ここから「プロセスの質」という概念が生まれる。同様にして、何らかの成果、効果を生むために実施している業務、仕事の良し悪しについて考えるとき、「業務の質」「仕事の質」という概念が生まれる。このようにして、質を考える対象を、製品・サービスから、工程・プロセス、システム、業務、仕事、人、組織などに拡大し、これらの改善活動につなげていくことは、品質マネジメントの発展過程としては自然で、必然的であった。プロセスの質を改善するとは、とりもなおさず、製品品質のみならずコスト、納期、生産性などを決定づけているプロセスを改善することにほかならず、結果として、品質マネジメントは企業の体質改善のための経営ツールとして発展することになった。

　1970年代、経済高度成長期にありながら、経済的に急激に強くなったからこそ対処しなければならなかった貿易自由化、資本自由化、ニクソンショック（円ドル為替レートの変動相場制への移行）、オイルショック（原油価格の大幅値上げ）など、経済的に厳しい情勢にあって、あとから見れば比較的順調に成長してきた背景には、この経済成長を支えた工業界が短期的財務の視点で経営に取り組むのでなく、顧客に受け入れられる価値ある製品を継続的に提供することができるような経営システムの構築を企業の体質改善と称して取り組んできたことが挙げられる。品質の考え方は、こんなところにも良い影響を与えているのである。

　1990年代半ばに、それまでTQCと呼ばれていた総合的な品質管理がTQMと呼ばれる

ようになったことはすでに紹介した。その呼称変更で強調されたのは、前述した製品・サービスを生み出すためのプロセス、システムだけでなくて、企業・組織の存在や活動そのものの質、つまりは「経営の質」「組織の質」の向上だった。それが企業・組織の社会的責任（Corporate Social Responsibility）、企業統治（Corporate Governance）、説明責任（Accountability）などの概念の普及となった。

　医療において提供される主たる製品・サービスは「患者の状態の変化」という無形の価値であるということは以前に述べた。この質を維持し向上させるために、医療提供プロセスの質、診療行為の質が重要であり、質を考慮する対象を拡大することは有効であり、本質的である。そればかりか、医療における製品・サービスには、医療提供の過程で患者との接点において提供される医療行為そのものもまた製品・サービスと考えることができて、その意味でも業務の質について考察することは医療において本質的である。医療提供組織内において、その質的レベルを向上するために、診療の質、診療プロセスの質、医師の質、看護業務の質、看護師の質、病院の質などが、どのような要素・側面から構成されるのか、さらにそれらがどのような要因によって左右されるのかを考察することには大きな意義がある。医療安全というものは、そうした分厚い備えのうえに成り立つものであって、簡単な手法によって実現できるものではない。

3　当たり前品質／魅力品質

　品質とは顧客満足であるということは、品質が顧客の心理的充足感を意味していることを物語っている。この心理的充足度と、製品・サービスの性質がもたらす物理的充足度の関係の研究から、狩野紀昭（元・東京理科大学教授）は、「当たり前品質」「魅力品質」という概念を提唱した（図3-2）。当たり前品質とは、物理的な性質が満たされていてもそれは当たり前に感じ、とくに心理的充足感は与えないが、不十分であると不満を感じるような特性をいう。製品・サービスの基本的品質がこの性質を持つものと考えられる。例えば、自動車におけるブレーキ故障、エンジン始動トラブルなどである。これに対し、物理的な性能が多少悪くてもそれほど不満を感じず、性能が良いと満足するような特性を魅力品質という。例えば、車を長時間運転したときの疲労感のなさなどである。関連して、物理的充足状況と心理的満足感が比例する関係にある質特性を「一元品質」という。例えば、車の走行性能などである。また、心理的満足感が物理的充足に関係しないような品質特性を「無関心品質」という。

　これらの概念は、品質の設計において重要である。魅力品質は売上増に貢献し、当たり前品質はクレーム発生に直接関係する。興味深いのは、こうした品質の側面が、製品・サービスに対するニーズの成熟度の解釈も与えることである。すなわち、ある特性の価値や意義が顧客に認知されないときは無関心品質、少し認知されると魅力品質、一般的になると

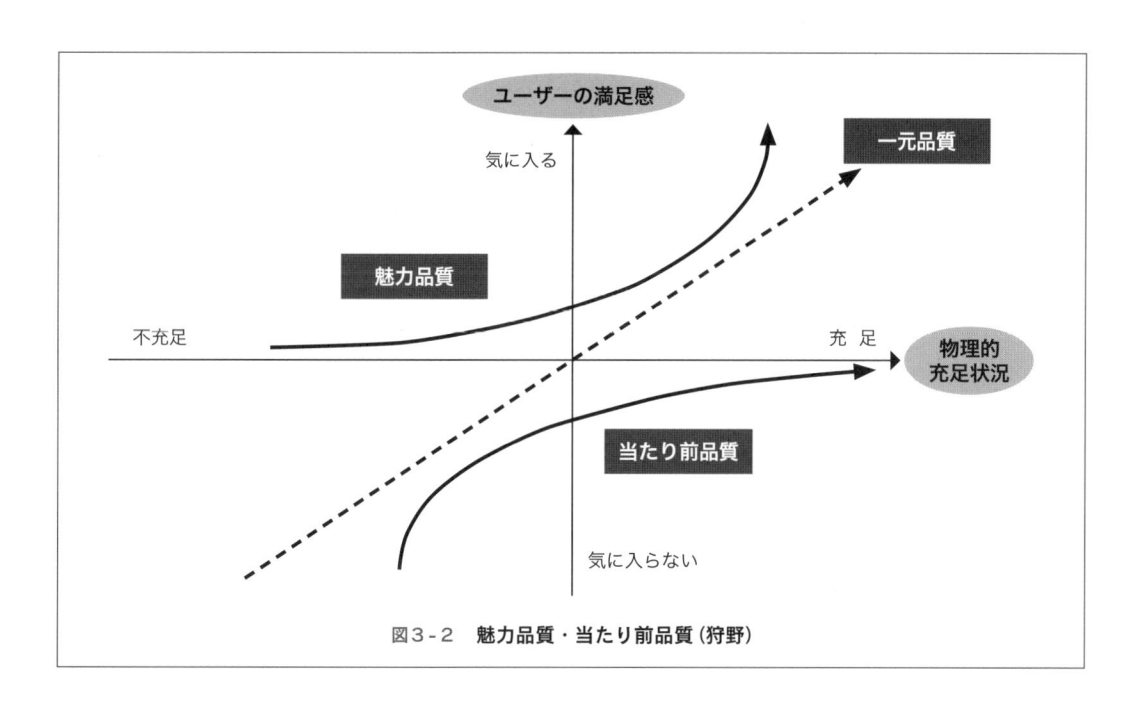

顧客満足
CS：Customer Satisfaction

図3-2　魅力品質・当たり前品質（狩野）

一元品質、常識的になると当たり前品質という発展過程である。

　医療での当たり前品質は、何といっても「安全」「医療ミスのないこと」「治癒することが常識的な疾患の場合、確実に治癒すること」などであろうか。魅力品質は、奇跡的な救命、心温まる看護、アメニティ、素人にも理解できる懇切丁寧な説明などであろう。いや、これらの一部は、当たり前とは言わないまでも一元品質というべきだろうか。すなわち、期待を抱いていても通常は満たされないことを経験していれば魅力品質となるし、期待をそれほど裏切られないなら一元品質、ほぼ満たされるなら当たり前品質となるだろう。品質のレベルに対する認識は相対的なものなので、いつでもどこでも期待してよいなら当たり前になり、そうでなければ魅力的となる。その意味で、医療における当たり前品質、魅力品質とは、その国、地域の医療のレベルを表現する一面を持ち合わせていると言ってもよいかもしれない。

4 品質保証

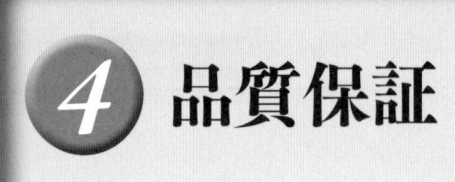

1 品質保証の概念

　顧客が満足する製品・サービスを提供すること、あるいはそのための活動を「品質保証」という。品質保証という概念は、製品・サービスの複雑さ、および生産者（メーカ）と顧客（購入者）の距離の増大とともに生まれた比較的新しい概念、方法である。医療の分野で品質保証について議論されるようになったのは最近のことで、工業製品の分野では大昔から実施されていたように思えて後ろめたく感じるかもしれないが、実はそもそも「品質保証」という概念が生まれたのはそう古いことではない。工業の進歩による生産・販売の大規模化と製品構造の複雑化に密接な関係がある。

　近年まで通用してきた品質に関する責任の原則は、自分が購入するものに対しては自分で責任を持つという「買い手危険持ち」である。それでも、品質の良い製品・サービスに自然淘汰されていくのは、製品・サービスの提供者と購入者の距離が近いからである。例えば、村の誰かが同じ村の牧畜を行っている農家から牛乳を買うとしよう。一応は、味が落ちていないか確かめて買う。もし、古く酸っぱい牛乳をつかまされたら、きっと吹聴して回るだろう。悪い評判が立てば、近隣の者はその農家から牛乳を買わなくなる。こうして品質保証しなければ売れないというメカニズムが働く。

　ところが商品が複雑になり、また大量生産・大量販売によって売り手と買い手の距離が遠くなると、使ってみて不具合があれば取り替えるという「売り手危険持ち」という原則に変更しなければ売れなくなってきた。想像してみてほしい。目の前に1台200万円の車があるとしよう。お買い得に思える。しかし、買い手がその車の評価を行って良いと思ったら買うのだが、もし後から不具合が見つかってもそのリスクは買い手が負わなければならないとしたら、果たして車は売れるだろうか。こんな売り方では、売れるものも売れなくなってしまう。品質保証という考え方はこうして生まれてきたのである。売り手が、「この製品・サービスは大丈夫です。保証します。もし何かあったら取り替えるなり修理するなりしますし、必要なら弁償もします」と言ってくれて初めて、買い手は買おうという気になることだろう。

　品質保証のためには、はじめから品質の良い製品・サービスを提供できるシステムを構築・運用するとともに、もし品質の悪い製品・サービスを提供した場合には適切な補償を

し、また再発防止をするという、組織を挙げた広範な活動が必要になる。

当初の品質保証は、新品の「補償」という考え方が中心だった。しかしながら、1950年代以降の家電ブームを迎え、新品の補償にとどまらず、購入後もある一定期間中に生じたメーカ責任の不具合に対してメーカが保証するという「品質保証書」つきでなければ売れなくなってきた。このような状況で、修理や取り替えによって補償するだけではユーザの信頼も得られず、またメーカ側も修理や取り替えの費用の増加が経営を圧迫するので、保証期間後も性能を発揮することを保証するような体制の見直しと改善を行った。

製品・サービスの複雑化に伴って「補償」という考え方が生まれ、それが「保証」にまで発展した理由として、生産・販売の大規模化の影響を見逃すことができない。生産・販売の大規模化というと、生産工場の自動化とか流通チャンネルなどを思い浮かべるかもしれない。しかし、地味ではあるが最も重要なのは、実は品質保証である。品質を重視し、これを保証しないと、売上そのものが伸びないし、補償にとどまっているとその費用ゆえに製品・サービスの競争力が低下する。

2 品質保証の進展

時代の進歩に伴い、保証の対象である「品質」の意味が拡大してきた。日本では、1960年代後半に入り、耐久消費財の普及と信頼性技術の進歩によって、商品の「信頼性」が重視されるようになった。このような機能商品の普及に伴い「商品というモノを買う」という考えから「その商品が有する機能（ハタラキ）を買う」というようにユーザの考え方が変わってきた。耐久消費財という名が示すように、ユーザが期待する期間、故障しないで稼働する確率が高いという信頼性が要求され、メーカ側も信頼性設計、信頼性試験、市場故障データの解析などを質保証活動の中に取り入れるようになった。

とくに高価な耐久消費財あるいは生産財では、修理しながら使うのが普通であり、その場合にはいかに迅速に修理されるかという「保全性」が重要となる。故障が起こらないことを追求する狭義の信頼性活動に加えて、壊れてもすぐに修理して稼働するようにするという保全性の追求も重要になり、このためのアフターサービス体制が品質保証の重要な要素となった。

1970年代初めに生じた公害を契機として、従来の品質の考えの拡大を余儀なくされた。従来の品質はメーカとユーザとの関係で論じられてきたが、公害の発生は、メーカがユーザを満足させるだけではなく、同時に第三者（社会）にも迷惑をかけない製品・サービスを設計・生産・販売することが必要であることを示した。このような観点で捉えた品質を「社会的品質」という。

日本の品質管理の歴史を振り返ってみると、品質保証の方法論も「検査重点主義」「工程管理重点主義」「新製品開発重点主義」へと進歩を遂げてきたことが分かる。日本が米国か

ら近代的品質管理を学んだ第二次世界大戦直後は、品質を保証する方法の中心は「検査」だった。検査の基本的考え方は、保証の対象となっている製品の集まり（ロット）について、その全部または一部についていくつかの特性を計測・評価することによって、ロット全体の品質レベルを評価し、ある一定以上のレベルと判断されたものだけを出荷あるいは以降の工程に流すというものである。一部だけを測定する際には、確率論を基礎とする抜取検査によって一部の情報から全体を推測し合理的な判断を行う。抜取検査は当時の品質管理の主要なテーマであった。

　しかし、検査には弱点がある。検査だけでは品質は向上しない。一部から全体が推測できるような安定した製品ロットにはなっていないかもしれない。全数検査を行ったとしても評価すべきすべての品質特性を評価することは不可能である。検査後に特性が変化することもある。検査には作ってしまった不良品を除くだけの機能しかない。はじめから良品を作るほうがよいに決まっている。こうして日本では1950年代に入って、製造工程をきちんと管理することによってはじめから良いものを作ろうという考え方が広まった。当時の「品質は工程で作り込め」という教えは、この考えを端的に物語っている。

　1960年代になると、いくら製造工程が整然としていても、製造工程における不良率がどんなに低くても、売れなければ何にもならないという考え方が生まれてきた。すなわち、規格に合致しても品質が良いとは言えず、真に品質を保証するためには、まずは良い製品仕様を作ることが重要であるとの考えが芽生えた。しかも、製造工程でのトラブルをよく分析してみると、その原因の多くは上流工程である生産準備や設計・開発にあることが次第に明らかになり、その後10年ほどのうちに、新製品開発において品質を確保しようという考え方が主流を占めるようになった。こうして生まれたのが「品質は企画・設計で作り込め」という言葉である。

5 品質保証体系

1 品質保証システム

　品質を保証するとは「顧客に信頼感を与える」ことだから、保証とは、はじめから品質の良い製品・サービスを生み出せるようにすることと、もし不具合があったら適切な処置をとることの2つからなる。前者をさらにブレークダウンすれば、手順を確立する、その手順が妥当であることを確認する、手順通りに実行する、製品を確認する、という4つの活動になる。後者は、応急対策と再発防止策に分かれる。これらを以下にまとめておく。

> 1．信頼感を与えることができる製品を顧客に提供するための体系的活動
> 1-1　顧客が満足する品質を達成するための手順の確立
> 1-2　定めた手順通りに実施した場合に顧客が満足する品質を達成できることの確認
> 1-3　日常の作業が手順通りに実施されていることの確認と実施されていない場合のフィードバック
> 1-4　日常的に生産されている製品が所定の品質水準に達していることの確認ならびに未達の場合の処置
> 2．使用の段階でメーカ責任のトラブルが生じた場合の補償と再発防止のための体系的活動
> 2-1　応急対策としてのクレーム処理、アフターサービス、製造物責任補償
> 2-2　再発防止策としての品質解析と前工程へのフィードバック

　これらの体系的活動を全社あるいは全事業部レベルでまとめ、商品企画から、開発(設計、試作、試験を含む)、量産(生産準備、購買を含む)、販売、サービス、市場質評価に至る一貫したシステムの大要を図示したものを「品質保証体系図」という。この図には各ステップにおける業務を各部門に割り振ったフロー図として示されるのが普通である。関連規定や主要な標準の種類を示してあるものも多く、提供する製品・サービスが組織的にどのように品質保証されるかその全貌を可視化するものとして有効である。
　医療においても、患者満足を確実なものとするという意味での品質保証に関する、組織を挙げた活動が重要である。なぜなら、品質保証の対象である製品・サービスの質には組

織のすべての部門、階層、人々がかかわるからである。そのため、工業で培われてきた品質保証の全社的運営の考え方や方法を医療機関にも積極的に適用すべきである。

医療分野には、クリニカルパス、リスクマネジメントなど医療で問題となった事項への対処として独自に発展させてきた方法に、品質保証の視点から注目すべきものが少なからずある。クリニカルパス（クリティカルパス）は、診療プロセスでの質の作り込みおよび適切な診療への標準化という意味があり、この観点から患者状態に応じて適切な診療を行い診療プロセスにおいて質と安全の保証をする方法として再構築できる。リスクマネジメントは、医療事故防止のための全組織的活動と位置づけられるようになってきており、この視点からとくに安全保証のために医療マネジメントシステムの不備や脆弱さを、組織を挙げて改善していく方法として再構築できる。

さらに、説明という概念は、提供する医療サービスの質や安全について、患者（すなわち顧客）の理解を目的とする点において、信頼感を与えるという保証の根元的意味からも重要であり、そのための方法を確立すべきである。そのほかにも、医療分野には、質および安全の保証という視点から意味ある活動がすでに数多く実施されており、これらを品質保証システムとして明示的に体系化することには大きな意義がある。医療機能評価、ISO 9000などに取り組むにしても、認証そのものを目的にするのではなく、どのような仕組みで医療の質と安全を保証するのか、その計画の全貌を描く機会と捉えるべきであろう。

2　品質保証の組織と運営

品質保証体系を構築する際には、顧客への製品・サービス提供のステップと各ステップの入出力・手順を明確にすることに加えて、品質保証のための組織と全社的な運営についても考慮する必要がある。

品質保証に対する経営陣のかかわりとして、品質方針、組織、経営陣によるレビューを組み込む必要がある。経営陣には明確な品質方針を打ち出して、品質に対する方向づけを示し、組織全体のベクトルを合わせることが求められる。品質保証体系の実体は、組織、仕事の仕組み、そして経営資源であるが、経営陣は、品質にかかわるすべての人の責任、権限、相互関係を明確にして、会社全体として品質を達成できる組織を作らなければならない。品質にかかわる全組織的な責任者を任命してもよいかもしれない。経営陣はまた、品質保証体系が期待通りに機能しているかどうかを確認し、必要な処置をとるために、自らが定期的にレビューするとよいだろう。

品質は、当然のことながら、全社各部門にかかわる。通常の組織は、設計、生産、販売といった機能的組織形態をとっているから、これらの組織を横断的に運営する仕組みがないとうまく機能しない。そのため、会議体や委員会を設置するのが普通である。

多くの企業では、月に1回程度の「品質会議」を開催している。ここでは、定例的な全

社品質状況の報告と対応策案、品質保証体制にかかわる課題と対応、個別の全社的重要品質問題の状況と対応などが議論される。会議においては、全社的見地から問題・課題を捉えることと、それを受けて各部門が実施すべき事項を明確にすることが大切である。

全社各部門に横断的にかかわる品質保証上の特定重要課題については、委員会を組織して問題のありかを明確にして対応策を検討することも行われる。ここでも、問題を全社的見地から把握することと、解決に向けての各部門の役割を明確にすることが重要である。

品質保証のための組織として、品質保証部門の設置についても考慮する必要があるだろう。品質保証部門は、品質保証活動の事務局として、各部門における品質保証活動の推進を支援し、品質保証にかかわる全社的な課題・問題を明確にし、その解決を図るために設置される。組織上は、中央集権的組織では社長直轄や事業部長直轄、生産と販売の責任が分かれている場合には工場長または生産部長直轄にするのが一般的である。

全社の品質保証活動の事務局としての役割としては、以下のような事項が挙げられる。

①経営陣のブレーンとして
　・品質方針の起案
　・経営陣に対する品質状況の報告
　・年度品質保証計画の起案
②全社的品質保証体制の充実
　・品質保証規定の改廃の起案
　・品質保証体制の整備・推進
　・PLP（Product Liability Prevention：製造物責任予防）体制の整備・推進
③全社的調整
　・各部門間にわたる品質問題に対する調整
　・クレーム処理についての全社的調整
　・品質会議の主催
　・全社重要品質問題解決にかかわる調整
④品質保証活動
　・クレーム処理
　・試験設備管理
　・検査業務管理
　・品質監査の企画・実施
　・品質報告書などの発行

病院において、通常の企業では常識的なこれらの全組織的な品質保証機能は、ふつう委員会体制によって運用されている。とくに品質保証を主管する部門を設けている病院が例外的である現状は、そろそろ考え直さなければならないだろう。

第4章
マネジメントに関する基本的な考え方

1. 管理、マネジメント
2. PDCA：マネジメントサイクル
3. マネジメントの原則
4. 処置
5. 改善
6. 標準化
7. 標準化阻害因子とその対応
8. 標準化の視点から見たパス
9. 人間性尊重
10. ひと中心経営

1 管理、マネジメント

1 管理とは何か

「管理」という用語からどのようなことを思い浮かべるだろうか。手近な辞書で調べてみると「管轄し処理すること。良い状態を保つように処置すること。とりしきること。」などと書いてある。「管轄」「とりしきる」と「良い状態を保つように……」の間には、若干のニュアンスの違いを感ずる。同じ読みの「監理」を調べてみると「監督し処理すること。取り締まること。」とあり、こちらは明らかに統制のイメージが強い。

品質マネジメントにおいて、「管理」「マネジメント」は、「目的を継続的に効率良く達成するためのすべての活動」を意味する。管理社会、管理強化などの用語が与える語感は、監視、締めつけ、統制、規制などだが、品質マネジメントでは、管理、マネジメントをそのような狭量なものとは考えてこなかった。

管理を「クダカン」、監理を「サラカン」と言ってその意味を区別する領域もある。多くの場合、安全管理、衛生管理、健康管理、情報管理、品質管理、労務管理、在庫管理などのように「管理」だが、建設では「設計監理 ○○設計事務所」と使うし、また行政上の監督・規制の意味で「監理」を使う。「クダカン」とは「管」が「くだ」「パイプ」を意味するからである。「サラカン」とは「監」の脚の部分の「皿」から来ている。「監」は、その字の構成から「人が盆にはった水を上から見ている」という意味で、まさに監視、監督が主意となる。それに対し「管」は「竹」＋「官」で構成されるが、「官」は同じ音の「貫」の代わりであり、「竹を貫く」ことから、その結果できる「くだ」「パイプ」が主な意味となる。こじつけと言われそうだが、「管理」に目的達成の意味が含まれるのは、竹の節を貫いて（目的を）貫徹するというのが原意だからと言えなくもない。

管理の意味のうち最も重要なことは「目的達成」である。目的達成のために監視、統制、規制をすることがあるかもしれないが、それはあくまでも目的をうまく達成するための理にかなった手段としてのことである。「管理強化反対」と叫ぶ運動はよくあるが、管理が目的達成のための活動であるなら実に妙な言葉となる。「目的達成反対」ということになるのだから。

管理の定義に含まれる重要な側面として継続性と効率性もある。「継続的に」という用語が含まれるのは、たった一度だけの目的達成のために管理は必要ないと示唆しているか

らである。ここで注意したいのは継続ということの意味である。私たちは日常の行動において、まったく同じ目的をまったく同じ手段で達成することはあり得ない。まったく同じ状況が繰り返されることがあり得ないからである。しかし、まったく同じではなくても似てはいる。患者には多様性があるがみな等しく人間であって、誰もが人間に固有の性質を持っている。人間に対して何かするとなったら何らかの意味で繰り返しがあり、活動は継続的となり管理が必要になる。

　管理の定義では、効率性も問題にしている。目的を達成するために、どんなにお金がかかっても、どんなに時間がかかってもよいとはいえない。なるべく少ない投入資源で目的を達成すべきである。

2　管理の対象

　管理、マネジメントは目的達成のためのすべての活動を意味するので、その対象は広範なものとなる。いま私たちは品質を問題にしているが、品質に限らず、あらゆる対象、側面にかかわる目的達成行動における行動原理が、管理、マネジメントにかかわる重要概念、方法論から導かれる。この章で考察する「管理談義」「マネジメント談義」は、あらゆる場面で役に立つ概念であり方法論である。

　管理の基本は目的達成であるので、良い管理のためには目的を定めることが何よりも重要となる。目的の設定においては「重点志向」を心がけるべきである。取り組むべき課題はいつでも多いが、重要なものは少ししかない。これをパレートの法則という。パレートとは人の名前である。V. Pareto は、イタリアの社会学者・経済学者で、所得分布に関して、全体の2割が所得全体の8割を占めるという法則を指摘している。品質マネジメントにおいて取り組むべき課題についても "vital few, trivial many"（重要なものは少なく、つまらないものが多い）という法則が成立しているので、品質にかかわる目的達成においても重要なものから取り組むべきである。

3　Management と control

　少し前まで、品質マネジメントは、QC（Quality Control）とか TQC（Total Quality Control）と呼ばれていた。日本では "control" を「管理」と訳し、管理の意味を広く解釈していた。"control" の元々の意味は「基準と対照する」ということであり、そこには、基準、計画を設定するという行為は含まれていない。実は、日本で実践されてきた「品質管理」の意味を正しく伝える用語は "Quality Management" である。そこでこのテキストでは、この意味の品質の管理のことを「品質マネジメント」と呼んでいる。

第4章 マネジメントに関する基本的な考え方

② PDCA：マネジメントサイクル

PDCAサイクル

　品質マネジメントにおいては、管理を行う際に、PDCAのサイクルを回すことが効果的・効率的であるとしている。PとはPlan（計画）、DとはDo（実施）、CとはCheck（確認）、AとはAct（処置）という意味である（図4-1）。最近アメリカでは、Checkの代わりにStudy（検討）を使いPDSAサイクルと言うのが流行のようである。Checkと言われたら、ただ確認してオシマイという印象を与え、確認結果に応じた追加調査、分析などまでは含まれないと誤解されることを恐れ、Checkより格好良いStudyを使うというわけである。経営工学（Industrial Engineering）の分野にはPDSサイクル（Plan：計画する、Do：実施する、See：見る）という本質的に同じ概念がある。品質管理分野はAct（処置）にこだわりがあるので、"See"を"Check"と"Act"に分けたといってもよいかもしれない。

```
Plan
    P1：目的、目標、ねらいの明確化
    P2：目的達成のための手段・方法の決定
Do
    D1：実施準備・整備
    D2：（計画、指定、標準通りの）実施
Check
    C1：目標達成にかかわる進捗確認、処置
    C2：副作用の確認、対応
Act
    A1：応急処置、影響拡大防止
    A2：再発防止、未然防止
```

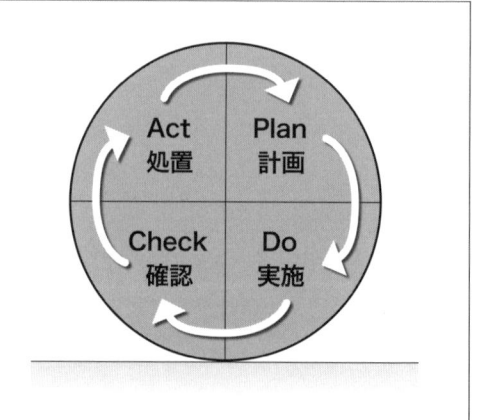

図4-1　PDCAサイクル

　PDCAサイクルは、管理のために、計画を立て、計画に従って実施し、結果が満足できるものかどうか確認し、満足できなければ処置をする、というのだから、当然といえば当然である。当たり前じゃないかとバカにしたくなるが、なかなか深い意味がある。図4-1に、PDCAのそれぞれのステップにおいて実施することを記してある。その意味を考え

ながらPDCAの深い意味を考察したい。

1 Plan

　Plan（計画）においては、目的・目標を明確にすること、目的達成手段を決めることの2つのことをする。まず、管理の対象についての「目的」を明確にする。医療事故を減少したい、患者満足を向上したい、財務を健全にしたい、などである。次に、「管理項目」すなわち目的達成の程度を計る尺度を決める。事故件数、インシデント件数、患者苦情・クレームの件数・発生率、収入、原価、利益率などである。第三に、その管理項目に関して到達したいレベル（管理水準、目標）を定める。

　Planにおいては、目的達成手段を決めることも重要である。方策・手段への展開、業務標準・作業標準の策定などである。目的達成に最適な方法、手段、手順を明らかにし、実施者がその最適な方法を適用できるように、標準、ガイド、マニュアルの形にしておかなければならない。目標だけを示して実現手段をまったく考えていない計画は計画とはいえない。夢まぼろし、白日夢とか幻想とかいったところであろう。

　あなたの知っている病院では、患者安全をスローガンに掲げてはいるものの、それを達成するための具体的方策が決められていないなどということは、よもやあるまいと信じる。

2 Do

　Do（実施）においては、まず、P2（目的達成の手段・方法）に従って、設備・機器、作業環境を整備し、実施者の能力の確保など、実施の準備・整備を行う。実施者に対する実行手順の教育・訓練は、目的達成に必要なことを現実に実施できるようにしておくためである。教えればよいのだが、実はこれがなかなか難しい。他人に何かを伝えて意図通りに実施してもらうことの難しさは、誰でも多かれ少なかれ経験していることだろう。人は自分の経験してきたことに照らして、他人に言われたことを理解しようとするからである。言った人とそれを聞く人とで経験したことが違えば、同じ言葉の意味するところが微妙に異なってしまう。だから、なるべく現場で現物を使って教えること、了解した（と思っている）内容を実施者の言葉で言ってもらうことなどが対応策になる。

　Do（実施）においては、次に、実施者が、Plan（計画）で定めた実行手順通りに実施する。実行手順通り実施しても良い結果が出ない（つまり実行手順が悪い）ときに、自分で手順を変えて良い結果を出すことは良いことだろうか。手順通り実施しても良い結果が出ないので自分で工夫して良い結果を出すことは良いことのように思える。しかし、筆者はそうは思わない。悪法も法である。ルールを破ることは良くない。しかし破らなければ良い結果を出せなかったのである。この場合、ルール、手順の不備に気がついたら、すぐに申し

出るべきである。そして不備のあるルールを正したうえで、新たなルールに従って実施すべきである。さもないと、さまざまな業務実施上の良い知恵が組織全体の保有する知識として蓄積されない。結果さえ出せればよいというものではない。その基盤としてのプロセスを明日のために獲得しておくべきである。

3 Check

Check（確認）においては、当初の目標の確認とともに、いわゆる副作用、すなわち意図していなかった望ましくないことが起きていないかどうかを調べることも大切である。Checkにおいて留意すべきことは「事実に基づく」確認を心がけることである。「……となっているはずです」「……と聞いています」では不十分である。思い通りにいくものなら最初から確認など考える必要もなかったはずである。何かあるかもしれないと思って調べるのだから事実に基づかない限り意味がない。

4 Act

Act（処置）に、品質マネジメントの特徴が現れる。Check（確認）において目標とのずれがあったら何らかの処置をとる。誰でも行う処置は、管理対象となった案件を、とにかくやりくりをして所期の目的を達成することである。それは望ましくない現象の解消であり、もしいま事態が進行しているなら影響拡大防止の手を打つことである。現象を好転させるための応急処置とともに、二度と同様の問題が起きないように原因を除去しておくことも重要である。この処置を「再発防止策」と称して、ことのほか強調している。

製造業の例だが、部品500個の設計・生産を受注して、50個作ったところで材料硬度に関する不具合が発見されたとしよう。熱処理に問題があって、その50個の処理をやり直して所定の硬度となるようにする処置が応急対策である。ときにはスクラップ（廃棄処分）にすることが応急処置となる。これから作る450個をどうすればよいだろうか、確実な熱処理ができるように製造工程を改善するだろう。これは直接的な再発防止策である。製品設計内容の変更を行うかもしれない。そのような不安定な工程を設計し、管理計画を立案したその方法に問題があると思えば、工程設計や製品設計の方法というシステムを改善する必要があるかもしれない。

品質マネジメントは、何か問題が起きたときに、こうした深い処置をとることを勧めている。このような処置をとるためには、現象から原因、それも根本原因にまでさかのぼる解析が必要で、品質マネジメントに科学的問題解決法が含まれ、そのためのさまざまな手法があるのは、再発防止への強い思い入れがあるからである。

3 マネジメントの原則

1 事実に基づく管理

　品質マネジメントは「事実に基づく管理」（Management by Facts；和製英語ではファクトコントロールFact Control）を推奨している。品質マネジメントは、管理における科学性を重視し、科学的管理を標榜している。「科学的」とはどのような性質・特徴を言うのだろうか。難しい議論はいろいろあるが、科学的とは事実と論理を重んずる思考・行動様式という程度の意味だと考えると、品質マネジメントにおいて、事実を重視することは当然のことである。当然のことなのだが、世の中は本当に広いもので、信じがたいことがいくらでもある。

　例えば、こんなことを経験したことがある。ある会社の品質管理課長が、「わが社では、設計、生産技術、生産が品質部門の取り持ちで、団結して品質改善に取り組んでいます。普通の会社では、設計・技術部門と生産・生産技術部門の仲が悪くうまくいかないのですが」と自慢していた。本当なら素晴らしいと思って、「どんなふうにしているのですか」とお聞きした。「生産工程で発生する不具合を、生産、生産技術、設計、品質保証部門の協力によって低減する活動を行っています」「どんなふうにやっているのですか」「毎週1回、会議を開いています」「それで不良は減りましたか」「……」。こうした努力をしているにもかかわらず、不良は減っていないのである。筆者はピンときた。「その会議は何時間で？」「30分くらいです」（えっ、30分？　そんなに短いの？）「会議の記録を見せてください」。表が出てきた。驚きである。「○○不良：××件、原因：作業ミス、対策：落ちつかせる」「△△不良：××件、原因：検査ミス、対策：ミスをなくす」……。「ちょっと待ってください。原因を調べて明らかにするのにどのくらい時間がかかりますか」「原因は明らかです。時間はかかりません」（そんな、ばかな……）。

　筆者は、この会社の品質管理に「ペーパーQC」と名前をつけた。ペーパードライバーと同じ、机上の空論のQC（Quality Control：品質管理）、口は達者でも何もできないQCという意味である。

　事実に基づく管理は、KKD（Keiken：経験、Kan：勘、Dokyo：度胸）のみに頼る管理に警告を発するものである。しかし、KKDを否定するものではない。調べれば分かることは事実を調べよ、と言っているのである。むしろKKDを活用することを勧めている。

例えば、問題の原因を追及するときには、分かっている事実から、何が原因でありそうかを経験や勘に基づいて考えるのが普通である。ベテランや勘の良い人はこのとき実に鋭い指摘をする。でも、これらはあくまでも仮説である。必要に応じて検証しなければならない。「そう思う」ことと「そうである」ことが異なるかもしれないことを分かって行動したい。

同じ趣旨で「3現主義」という原則もある。「3現」とは「現場」「現物」「現実」という3つの「現」である。何か問題が起きたら、現場に行って、現物で、現実的に取り組めという教えである。

事実に基づく管理といっても、得られている事実だけでは危ないことに注意しなければならない。潜在している事実があるかもしれないからである。例えば、潜在クレームが挙げられる。顧客からの苦情がないということがすなわち、本当に苦情・不満が存在しないという意味ではなく、単に顧客が何も不満を訴えていないだけで、いずれその不満が顧客の減少、リピートオーダーの減少として顕在することになるかもしれない。

医療の分野では、EBM（Evidence Based Medicine：根拠に基づく医療）の重要性が指摘されているが、趣旨は同じである。根拠が確かでないとき、次善、三善の策でも何もしないよりましと考えられるならそれをする。それは立派に、これまでの知見に基づくEBMだと思う。大切なことは、目的達成のための行動であるマネジメントは、科学的（事実に基づく論理的思考）でなければならない、ということである。

2 プロセス管理

品質を達成するための方法論として、品質マネジメントは、検査（医療での検査ではない。部品、製品などを調べて良否を決める行為である）の重要性を認めつつも、検査で不良品を取り除くよりも有効な手段として「工程で品質を作り込む」(Building quality in the process)ことを推奨している。検査で何とかするよりも、はじめから品質の良い製品・サービスを提供できるプロセスを確立しようとしているわけで、本当にうまくいくものならば効率的であることは間違いない。

一般に、良い結果を得るためには、その結果を生み出すプロセスに着目するのが有効であり、これが「プロセス管理」の基本的な考え方である。プロセス管理とは、「結果を追うだけでなく、プロセス（仕事のやり方）に着目し、これを管理し、仕事の仕組みとやり方を向上させることが大切」という考え方に基づくマネジメントの方法である（図4-2）。この図のプロセスは、典型的な製造工程をイメージして書いている。原材料・部品、作業者の技量、作業方法、手順、製造条件、作業環境、設備・機器の状態などを、良い結果が得られるように管理し、適当なステップで中間製品・サービスを確認し必要に応じて処置をとる、というようなイメージである。

図4-2 プロセス管理

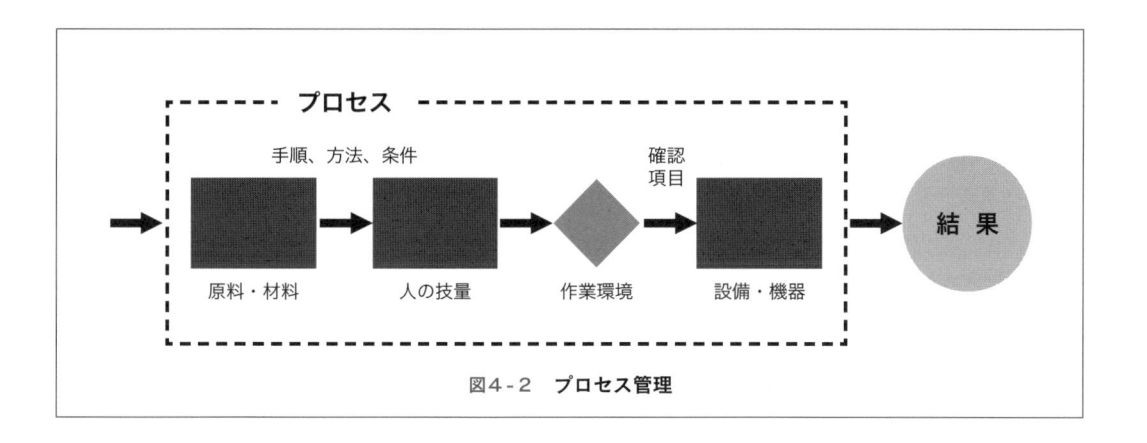

プロセス管理においては、良い結果が得られるようにするために、どのようにしたらよいかを明らかにしておく必要がある。すなわち、「プロセスで作り込むべき品質」と「プロセスの条件」との関係を知らなければならない。日本の品質マネジメントにおいて、統計的手法を駆使した工程解析（製品特性とプロセス条件の関係の解析）が製造工程における中心的活動と位置づけられたのは、実に1950年代にさかのぼる。

プロセス管理という考え方は、一般的な業務の質を管理する際にも有効である。事務作業においてミスが発生したとき、チェックしろ、チェックを強化しろというアプローチもあり得るが、ミスの原因、誘因、背景要因を明らかにしてプロセスを改善することによって発生率を減少させるほうが有効である。

そもそも、何ごとにつけ因果関係を考えるのはある種の頭の良さであり、その意味で品質管理は賢い人、賢いプロセス、賢いシステム、賢い組織を作ることに寄与する経営アプローチであると言える。

パス（クリニカルパス、クリティカルパス）は、診療という患者状態適応型プロセスにおいて、良い結果を得るために、プロセスにおいて質を作り込み確認するプロセス管理の原則を具現化する思想と方法論を与えている。パスを正しく適用すれば、良い結果を得るために必要な医療介入の仕方を明らかにすることによって、すでに分かっている良い方法をガイドするという意味での診療プロセスの標準化が促進できる。

4 処置

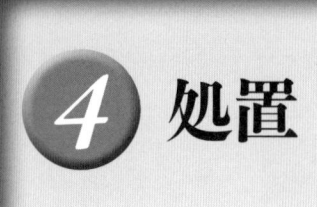

　品質マネジメントは、PDCAサイクルにおいて、A（Act：処置）に特別の思い入れがあると前述した。何かことが起きたときのフィードバックを深く幅広く行おうと考えていて、処置の種類を応急処置、再発防止、未然防止に分けて認識している。

1　処置の種類

　「応急処置」とは、望ましくない状況、現象そのものを除去することである。これに加えて、原因不明、あるいは原因は明らかだが何らかの制約で直接的な対策のとれない異常に対し、損失を大きくしないために、結果や原因系に対してとる処置や、のちに本格的な再発防止をするが、それに先駆けて行う暫定処置も含まれると考えてよい。火が出たらとりあえずは消す、命の危険が迫っていたら迅速に救命処置を行うことが大切、ということである。応急処置においては、迅速（すぐ）、正確（正しく）、誠実（心を込めて）が重要である。
　「再発防止」とは、問題が発生したときに、プロセスや仕事の仕組みにおける問題発生原因を調査してその原因を取り除き、二度と同じような原因で問題が起きないように対策すること、すなわち原因分析に基づく原因の除去をいう。結果は原因によってもたらされるので、その原因を除去すれば、将来は、同じメカニズムで問題は起きないという理屈である。
　「未然防止」とは、発生すると考えられる問題をあらかじめ計画段階で洗い出し、それに対する修正や対策を講じておくことをいう。これが、マネジメントにおける「予測と予防」という概念につながる。
　PDCAのC（Check：確認）において、望ましくない事態に直面したとき、応急処置にとどまらず、再発防止、未然防止のための処置をとることによって、マネジメントのレベルが上がる。これこそがPDCAのねらいでもある。P（Plan：計画）には2つの要素が含まれると説明した。第一に目的・目標、第二にその達成手段の明確化である。達成手段の不備に問題の原因を求めて、これを修正していくことにより、目的達成の腕前が上がる。このことを称して、マネジメントのレベルが上がる、と言っているのである。再発防止、未然防止のための有効な処置を導きだすためには、問題を発生させ、問題事象を見逃し、小さな問題を拡大させてしまった原因に対する深い解析が必要である。こうした問題解決力を

基盤とするマネジメント能力の向上によって組織の実力が上がっていく。

2 医療における処置

　医療におけるこれらの処置の相違を理解するために、与薬において患者に投与する直前に投薬量の誤りを発見して事なきを得たという例を考えてみよう。その誤りが、1/2アンプルを用いるべきところ全量を点滴容器に注入してしまったことだとする。応急処置は、正しい投薬量で投与することである。もし、この与薬ミスが、倍量の投与がなされたあとに発見された場合、誤投与から発見までの時間にもよるが、患者に対する何らかの緊急対応が、ここでの重要な応急処置となる。

　誤りの原因が、投薬量の変更指示にもかかわらず、前と変わらないと早合点して点滴の準備をしたことにあるとする。そして、処方箋で確認しながら準備し、1つずつ確認するのがルールなのだが、投与内容の全体を一覧して、薬局から上がってきている薬剤を準備し、事後の確認をきちんとやっていなかったとしよう。

　再発防止策は、解明できた誤りの原因に応じていろいろ考えられる。処方箋の指示の1項目ごとの実施、薬剤・投与量の確実な確認、変更表示の工夫、二重の確認などである。さらに、ルールを破って作業する背景要因の分析に基づき、再教育、無理のないルールへの変更なども再発防止策となる。

　未然防止策としては、変更時の業務処理プロセスの見直し、日常的に守られていないルールの特定とその理由の分析と対応などが考えられる。このインシデントは、患者への実害もなく、日常茶飯で起こり得る、とるに足らない問題で、今後は注意深く行えばよいように思える。だが、時と場所を変えて、同じような問題発生メカニズムが、致命的になることがあり得ることを思うと背筋が寒くなる。この手の分析では、問題を起こしたこと自体を責めないことが重要である。原因分析と称して、誤りを起こした人を責めている例をよく見るが、言語道断である。私たちの目的は、"賢くなる"ことであって、済んだことの責任追及ではない。

　大事を起こしてしまったら、とにもかくにもその大事の被害を最小化するための緊急対応が最も重要である。そして、事が収まったら、将来に活かすべき教訓をその事例から獲得することが肝要である。これこそが、PDCAにおける極意でもある。すなわち、P（Plan：計画）で挙げた目的を達成するように迅速に修正を行い、何とか大事に至らぬようにし、さらに賢い因果分析に基づいて、目的達成手段のレベルアップを図り、将来に備えるのである。

5 改善

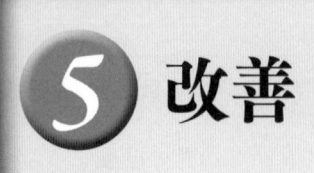

1 改善の意義

　人も組織も国も、自己を変えていくメカニズムを持っていなければ、まともに生きていくことはできない。環境変化の大きさによっては生き残れないかもしれない。良いシステムは、内部にシステム自体を改善するためのサブシステムを持っていなければならない。

　品質マネジメントは問題解決を重視してきた。それは過去の失敗を執拗に悔やむことを推奨しているのではなく、製品・サービス、プロセス、システムを継続的に改善していくことの重要性を強調してのことである。品質の良い製品・サービスを提供するためには、その製品・サービスに固有の技術と、その技術を使って製品・サービスを生み出すマネジメントシステムが必要である。いついかなるときも、これら技術やマネジメントシステムは完全ではあり得ない。それゆえに常に改善を怠ってはいけない。優秀な組織は、これで良いと思えるときを経験するかもしれない。しかし、事業環境、市場が変化する。技術革新が起きて、製品・サービスを作り出すもっと良い方法が生まれる。変化に対応し、常に最善を求めて改善を積み重ねないと生き残れない。品質マネジメントは、この活動を全員が行うことを推奨している。

　「全員参加の改善」は、日本の品質マネジメントの特筆すべき方法論であり、これを実践において有効に機能させる枠組みを持っていた。とくに、QCサークルが第一線の作業者層にとっての全員参加の改善の場として果たした役割には大きなものがある。QCサークル活動を通じて全員参加の場を実現することによって、いわば「全員管理者」を実感し、「私の仕事」を意識し、「プロセスオーナー（私の工程）意識」を高揚した。QCサークル活動で職場の改善をすることによって、品質と生産性は向上し、仕事への自負心も高まった。

　小さな改善をコツコツと続けることの効果に疑問を持つ人がいるかもしれない。実は、これがバカにならないのである。小さくても全員である。頭でっかちでなく地に足のついた改善の積み重ねである。そもそも画期的な革新などそんなに頻繁に起こるものではなく、それほど期待できない。やはり堅実なカメは軽薄なウサギより強い。

　前項で触れた再発防止、未然防止に深く関係するが、有効な改善を組織的に推進していくためには、その基盤として、起きた問題の解決能力が必須である。次に問題解決にかかわる能力を示すが、このような能力を組織的に保有し、向上していくことが必要である。

2　改善の基盤 – 問題解決力

　前述した再発防止、未然防止に深く関係するが、有効な改善を組織的に推進していくためには、その基盤として、起きた問題の解決能力が必須である。以下に問題解決にかかわる能力を示すが、このような能力を組織的に保有し、向上していくことが必要である。

把握：その問題の何が、どの程度、どのような意味で問題なのか、その問題がどのような関係者の間のどのような環境・制約条件での問題なのか理解している。

目標：その問題のどの側面を、どの程度まで改善すべきかについて、ある程度合理的な、明確な目標がある。

目算：解決に至るシナリオ（実態把握、原因分析、対応策立案、対策の実施の方法など）を描いている。

事実：問題の実態を事実によって把握している。

調査：その種の問題が過去にどのように解決されたか調査している。

論理：問題発生の仮想的メカニズムを論理的に組み立てている。

実証：調査、実験、解析、論証などにより、仮説を実証して問題発生メカニズムを究明している。

手法：実態把握、原因分析において、必要に応じ、適切な手法を使いこなしている。

対策：問題発生の因果メカニズムの本質を理解した上で、現実的な対策案を立案している。

余病：対策案が引き起こすかもしれない副作用について考察している。

効果：問題発生メカニズムの確認も含め、対策の効果を確認している。

6 標準化

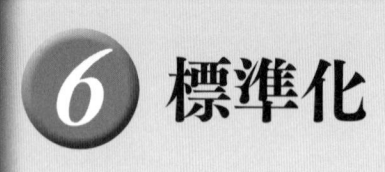

1 標準と標準化

「標準」や「標準化」という用語から何を思い浮かべるだろうか。不条理な規制、ルール絶対主義の石頭、マニュアル人間、柔軟性のかけらもない画一化、独創性の敵、多様性の無視、……などだろうか。これらはいずれも、標準や標準化のある側面を物語っている。しかし、多くの場合、標準や標準化の深遠なる意味を理解したうえで、こうしたことを思い浮かべたわけではないと思う。

標準は、管理、マネジメントにおける「計画」の結果であり、標準化によって「経験の再利用」や「省思考」が可能となる。標準の内容は「技術・知識基盤」そのものである。標準化は「改善の基盤」であり、「独創性の基盤」でもある。標準化とは単なる画一化ではなく「ベストプラクティスの共有」である。こうした表現の意味は、いまここではちんぷんかんぷんかもしれない。本項において、管理、マネジメントにおいて常識である標準や標準化にかかわる概念や方法論が、医療・看護分野においてもまた通用すること、いやそれどころか課題の解決にあたって重要なヒントとなることを説明したい。これまで考えたこともない視点から物事を見ることによって、標準や標準化に関してもやもやしていた霧が晴れ、一気に視界が開けることを期待する。

「標準化」とは「標準を設定し、これを活用する組織的行為」と定義されている。また「標準」の1つの意味として「関係する人々の間で利益または利便が公正に得られるように統一・単純化を図る目的で、物体、性能、能力、配置、状態、動作、手順、方法、手続、責任、義務、権限、考え方、概念などについて定めた取り決め」と定義されている。

この定義から、標準化の重要な側面が「統一・単純化」にあることが分かる。統一することによって「互換性」が確保され、ネジ、プラグ、電球のようにどこでも使えるようになる。用語、記号、言語を決めることによって、説明なしで通じて「コミュニケーション」が図れる。特別の説明を要することなく知識、情報、価値観を「共有」することができる。私たちは日常ほとんど意識することなく、標準化の機能の1つである「統一」の恩恵を受けている。海外旅行をして、車が右側を走る場面に遭遇して、世界中同じならよいのにと思ったことはないだろうか。幸いなことに「青は進め、赤は止まれ」は世界共通である。国によって異なると、きっと事故が急増することだろう。電源プラグで困ったことはない

だろうか。電気製品を使うとき、電圧とプラグの形状を気にしなければならないのは、世界的に統一ができていないからである。それでも数種類に限られているし、多様性に対応する技術的工夫により何とか克服している。限定的だが、ある程度統一されているおかげである。

単純化によって、大量生産、効率向上、原価低減、品質向上が可能となる。単純だから大量に作れるし、単純だから効率が上がり、単純だから安くなるし、単純だから品質が良くなる、というわけである。一般にこのようにして、標準化によって、質と効率の向上が図れる。

物事にはさまざまな面がある。標準化もまた同じである。標準化とは、結局のところ統一だから、窮屈な規制・ルールがあり、自由が束縛され、ルール絶対主義の石頭が闊歩し、決まりきったことしかできない無能集団ができあがるに違いない。自由な発想が阻害され、その結果として独創性が阻害され、画一的なものの見方が広まり、多様性に対応できなくなり、ものを考えないマニュアル人間が増加することも懸念される。そもそも進歩というものは、ルール破りから始まるということを考えても、標準化が手放しで良いこととは思えない。こうした疑問、反論が聞こえてくる。でも、それは浅はかな考えである。

2　標準＝業務実施計画

「標準化」は、管理について語るときによく話題にされる。「標準化は管理の手段であり、標準とは計画である」ということができる。

管理、マネジメントそしてPDCAの話を思い出してほしい。「管理」とは「目的を継続的に効率的に達成するためのすべての活動」をいう。効果的な管理のためには、計画（Plan）を立て、実施（Do）し、確認（Check）を行い、処置（Act）をとるという4つの機能が必要であり、これを「PDCAのサイクルを回す」と言った。Plan（計画）においては、目的・目標を明確にするとともに、その目的を達成する手段を決める。どのようにして目標を達成するのか、目的達成に最適な方法、手段、手順を明らかにし、実施者がその最適な方法を適用できるように、標準、ガイド、マニュアルの形にしておかなければならない。計画とは、そのとおりに実施して自然に目的が達成できるようなものを言うからである。

その意味で標準とは、ある目的を達成するための実現手段の計画にほかならない。私たちは何かしようとするときに「どのようにしてこれを実現しようか」と考える。この思考の結果を計画という。ある業務の実施にかかわる標準とは、この業務をうまく進めるための計画の内容そのものにほかならないのである。

3 標準化＝知識の再利用

「標準とは計画である」と述べた。ある業務を実施するためにマニュアルを作る理由は、実は、その業務が繰り返し行われるからである。その業務を実施するたびに、「どのようにして実施すればよいだろうか」と目的達成のための良い方法を考えてもよい。しかし、同じような業務を行うのであるなら、毎回どうしたらよいかと計画し直すことなく、いつものとおりに実施したらよいだろう。標準化とは、その意味で計画の簡略化ということができる。

例えば、いまの病院勤務になった当初のことを思い起こしてみよう。通勤のために何時ごろ家を出て、どの経路で通うのが良いか少しは考えたと思う。通勤時間帯によって、経路を変えるとか、ひと駅戻り始発駅まで行って乗るという方法を考えるとか、何両目のどの辺で乗るのが都合よいとか、いろいろ工夫をしてきたかもしれない。帰宅するときにも、移動時刻によって手段を工夫していると思う。しかし、何度かの試行錯誤によって、いまでは眠いとか疲れていて頭がボーッとしていても、とくに考えることなく最適な手段で通勤をしているのではないだろうか。これは、ある時刻に目的地に着くという目的を達成するための、通勤方法という手段について、繰り返し適用できるように標準化しているからと考えることができる。

標準と呼ばれるものには、実は、２つのタイプがある。第一の標準は「決めなければならない標準」である。その目的は、統一による混乱の回避である。例えば、前述した交通の右側通行・左側通行の例は、原理的にはどちらでもよいと思うが、とにかくどちらかに決めておく必要がある。さもないと正面衝突が頻発することだろう。そういえば、沖縄は返還にあたりこの変更を行った。大変なことだっただろう。

第二の標準は「決めたほうが良い標準」である。このタイプの標準が、いまここで考えてみたい標準である。この種の標準は、経験の活用、計画の簡略化のための標準と言い換えてもよい。「決めたほうが良い」とは、そのとおりに実施すると効果的、効率的という意味である。この意味の標準とは、教科書でも、雑誌でも、仲間の経験でも、自分の経験でも、とにかく何らかの形で、「すでに経験して良いということが分かっているモノや方法」である。良いモノだからまた使う。良い方法だから今度もその方法で行う。繰り返しがあるので、最適を求めて苦労することなく、標準的なモノを使い、標準的な方法に従うのである。

このような標準の活用は、「知識の再利用」、「経験の有効活用」、「省思考」（考えることを省く、考えなくてもよいことを考えない）と言える。経験をして良い結果が得られることが分かっていることを標準に定め、それに従うから、当然のことながら良い結果が得られる。本や経験から得られた知識を繰り返し使うために標準を定めておく。目的を達成する手段を考えることを省くために標準を定めておく。標準化は浅はかな画一化などではな

い。統一するには理由がある。標準化の極意は、現時点で最適と思われるモノや方法の採用にあり、実施のための計画立案における省思考にこそある。

　標準化の目的は良いこと、正しいことの適用である。誰かが経験をして、正しく良いことがすでに分かっているモノや方法を適用することにより、質と効率の同時達成を図ること、これが標準化のねらいである。その意味で、標準化とは、「ベストプラクティスの共有」のための手段と言ってもよい。

4　標準＝技術基盤

　先端技術分野の技術者・管理者、高度な資格を有する専門家、それに大学の先生は、一般に、標準、標準化がお嫌いである。標準化などしたら自分の存在意義がなくなり、自分の地位を脅かすとお考えのようである。それは間違っている。一流の方は「型」を尊重する。定石を無視せず、これを踏まえて超越する。標準・標準化論議を通じて、こんなことも考えていただきたい。

　第1章の第2節で、医療の質・安全の確保のための6つの要件として、①動機、②思想、③技術（質・安全を確保するために必要な当該分野に固有の技術・知識）、④マネジメント（技術を生かす管理の仕組み）、⑤ひと、⑥推進を挙げた。

　これら6つの項目のうち「③技術」は、これまで説明してきた意味での標準化の対象となる、目的達成のための「良い、正しい」モノ・方法としての技術（目的達成のための再現可能な方法論）を意味する。また「④マネジメント」においては、「良い、正しい」という技術根拠のあるモノ・方法が標準化され、組織をあげて適用されることになる。このように考えてみると、標準化は、良いモノ・方法を組織の構成員が理解し適用することによって、提供する製品・サービスの質、そしてプロセスの質と効率を確保する、品質マネジメントにおいても中心的な方法論なのである。それなのに、こんなに誤解が多いのはどうしたわけなのだろうか……。

5　標準化＝改善の基盤、独創性の基盤

　品質や安全への取り組みにおいて「改善」は重要な概念である。欧米との対比における日本の品質管理の特徴であり、日本製品の品質向上に大きな貢献をした。その基本思想は、私たちが基盤にしている技術もマネジメントシステムも完全ということはなく、常に上をめざしていくべきと考えるところにある。その改善を進めるときに何が重要だろうか。改善意欲、改善手法、問題解決法、組織的運営などいろいろ考えられる。どれも重要である。しかし、改善の基盤が標準化にあることを忘れてはならない。

　ところで改めて「改善」とは何だろうか。悪い点を直すことだろうか。確かにそうなの

第4章 マネジメントに関する基本的な考え方

　だが、何か足りない気がする。改善においては、悪い現象そのものよりもその原因系に目を向けこれを改善しようとする。原因系に目を向けるとは具体的には何に注目するのだろうか。それは現状の方法、材料、機器、装置、ひとの能力などである。改善しようとするとき、現状が満足すべき状況にない原因をこれらの要素の計画や基準に求め、計画・基準、すなわち標準の改訂によってマネジメントシステムの改善を図ろうとすること、これが改善の基本的な考え方であり、方法でもある。

　改善とは思いつきによる変更の連続ではない。現状の不備を明確にして、その不備を論理的・体系的に修正することである。このような修正が正しくできるためには、現状どのように実施されているのか明確になっていなければならない。いつも異なった方法で実施していると、現状が一定ではないし、また現状を記述できない。改善の出発点が記述できないのである。改善（＝変化、変更）と標準（＝一定、規則）は相容れないように思うかもしれないが、基礎がしっかりしていて、スタートラインが明確であって初めて飛躍できるのである。PDCAのDo（実施）の説明のとき、標準で定められた手順通りに実施してもうまくいかないとき、自分で手順を変えて良い結果を出すことは良いことか、という問題提起をしたことを思い起こして欲しい。悪法も法だ、ルールを守ることが原則で、ルール・手順の不備に気がついたら申し出て組織的に直すべきだ、と述べた。ルール・手順に、組織の知恵を標準（良い、正しいモノ、方法）として蓄積し、改善において、その組織の知恵の実体である標準を変更し組織として成長すべきである。標準はそのような成長の基盤なのである。

　標準化は、改善の基礎のみならず、実は独創性の基盤でもある。「まさか……？」と思われるかもしれない。標準化に関する誤解に基づく非難は、この点に集中するのだから当然であろう。独創性には何が必要なのだろうか。意外なところに重要な視点がある。

　質の高い仕事をするための秘訣をご存じだろうか。新しいこと、難しいこと、重要なことに、リソース（人、時間、カネ）をつぎ込むことである。分かっていること、やさしいことに時間を使うのは無駄である。どうすれば良いか分かっていることについては、考えない（省思考）で良いものを適用するのが賢い方法である。つまり標準化された方法と知識を使うのである。標準化は独創性の芽を摘むという指摘があるが、それは誤解である。良い結果を生む方法を標準化しておいて、改めて計画する必要をなくし、その分を独創的な仕事に振り向けるべきである。"Save thinking"（考えることを省け）という教えがある。考えるな、という意味ではない。「独創的であるためには、考えずに済むことは考えるな。その分、考えなければならないことをとことん突きつめて考えよ」という教えである。どうすればよいかほぼ分かっていることに、ご自身発案のくだらない工夫を加えて、まわりの者を混乱に陥れ、組織全体の仕事の質と効率を落とすことは避けたい……、と心から思う。

7 標準化阻害因子とその対応

　標準や標準化の意味と意義を長々と説明してきた。それでも、標準化を阻害するさまざまな要因が相変わらず存在し続けることだろう。いくつかの典型とその対応策について考察しておこう。

1　技術未成熟

　第一の阻害要因は「技術未成熟」である。技術的根拠が不明確で、関係者の間でいまだ合意が形成されていないために標準化できないという意味である。これは、標準化すべき技術コンテンツが不十分ということだから仕方のないことである。コアになる技術がなければ標準化はできない。技術の確立をめざして研究、開発、改善していくしかない。
　業務実施の過程で何らかの問題が起きたとする。標準化の意義を理解したうえでの問題分析の最初の問いは、その業務を実施するための標準的手順はあるか、それを守ったかである。もし、手順が標準として定められておらず、その理由が目的達成のための手段としての手順を定められないのなら、その手段を明確にするための研究、開発が必要である。もし、定められている手順を守っていたにもかかわらず問題が起きていて、手順に問題があるときは、目的達成のための手段としての手順の改善をする必要がある。
　目的達成のための手段の技術的内容が未成熟であるために、定めるべき指針を定めることができなかったり、指針に従っても満足な結果が得られないときは、標準化すべき技術コンテンツそのものの充実を図らなければならない。

2　多様性

　第二の阻害要因は「多様性」である。いろいろあって標準化できない、標準化してしまったら、多様性に対応できない、という論である。標準化は統一をめざしているが、それは無理に1つに統一することを意味しているわけではない。標準化とは画一化ではない。目的達成のための良いモノ・方法を求めているのだから、「このタイプのときにはこうする」という意味での「類型」の認識が必要であり、標準化の際には、パターンやケースごとのガイド、条件つき指針などの考慮が必要となる。

第4章 マネジメントに関する基本的な考え方

　医療分野では、患者の多様性に対応して適切な介入をすべき医療において標準化はそもそもそぐわない、というもっともらしい、しかし実は賢いとはいえない論がまかり通っている。患者の病態、状態変化、介入効果は多様であるが、一人ひとり完全に異なるというわけではない。類型、タイプ、パターンを認識することができて、このような特徴を持った患者のこのような状態のときには、このような医療介入が効果的であることが多い、というような捉え方が必要である。

3　インセンティブ

　第三の阻害要因は「インセンティブ」である。例えば、標準化を進めても得にならない、評価されないということがある。そんなつまらないことをやっていないで勉強し腕を磨け、などという周囲の無言の圧力である。組織として標準化の重要性を認識するなら、なかば強制的にルールに従わせるとか、標準を遵守することによって良い仕事をしている人を認めるとか、あるいは報償するなどの制度を考えるべきだろう。しかし現実には、標準化より重要なことがほかにあると皆が思っている。例えば、新たな症例研究のほうが、確立している周知の治療法の標準化より意味があると考えるほうが多いようである。価値観の転換を図るしかないだろう。もちろん医療における新発見は意義深いものである。だが、それと同等に、いやそれ以上に重要なのは、どうすれば良いか分かっていることを、組織をあげて清々粛々とこなしていく体制を作り上げることではないだろうか。これも立派な技術（＝再現可能な方法論）である。

　標準化について長々とお読みいただいた皆さんは、ここでしつこく述べている標準・標準化の意味と意義を理解できるだけの高い知性を持っていらっしゃるに違いない。残る問題は、標準・標準化の重要性、促進の必要性を考えたことがあるかどうかだけである。しかしそれも、この機会にここで深く考えていただけたのだから大丈夫と信じたい。

4　実施費用

　第四の阻害要因は「実施費用」である。良いモノや方法は分かったが、それを実施するために必要な費用に問題があって、標準化が進まないというものである。資金不足で実施不可というなら別案を考えるべきである。対策というものは実にさまざま考えられる。電子化できないから人為ミスが減らないというのではいかにも知恵がない。一方で、経営者は、別途財政などの支援獲得に動くべきである。

　問題の削減、防止のために何らかの対策を考えるときには、それが不確実性を伴う一種の投資であると考えるようにすべきである。因果が明らかで、完全に計量できる効果だけを考慮したら、多くの改善策は「見合わない」と判定されることになるだろう。副次効果

を含め、対策が業務システム、業務従事者の価値観にどのような効果を与えるかまで考慮したほうがよい。多くの場合、対応策の効果を過小評価している。

5 組織的標準化推進体制

　第五の阻害要因は「組織的標準化推進体制」である。組織の問題解析能力が向上して技術やマネジメントの不備を特定できるようになったとしても、あるグループの知見が組織共有のものにならないという意味である。さまざまなグループが改善を進めているが、それが組織の力にならないのは確立した技術を周知・共有し、実施に移す仕組み、すなわち標準・ルールの体系・運用に不備があるからで、この仕組みの確立が必要である。

　例えば、職場のあるグループが問題解決活動を通じて改善案を導いたとしよう。それを改善活動発表会のような場で紹介しても、聞いているほうは、それは良い活動だ、参考になると、そのときは心から思うけれども、人の噂も七十五日、間もなく忘れ去られてしまうだろう。関連部門で適用すべき業務標準、指針、マニュアルに反映し、新たな標準の根拠を含めて周知徹底しなければ、せっかくの知見が組織全体のものとならない。

8 標準化の視点から見たパス

1 パスの本質

(1) パスの問題点

　標準化に関連して、パス(クリニカルパス、クリティカルパス)の意味、意義について考えてみたい。いま筆者が提案している患者状態適応型パス(PCAPS：Patient Condition Adaptive Path System)の意義を伝えたいという意図もある。

　アメリカで在院日数短縮のツールとして開発されたパスは、診療プロセスにおけるプロセス管理、標準化のツールとして見直されてきた。わが国でパスの原型が認識されてから、それほどの時は経過していない。導入当初、日常的に行われている診療行為の記述、そして標準的で理想的な診療プロセスの記述という、なかば無意識のうちに標準化への第一歩を踏み出し、その有用性が認識されるに伴いさまざまな工夫が加えられるようになった。例えば、診療プロセス標準化の一環としての位置づけ、診療チーム内のコミュニケーション向上や価値観共有、さらに患者との良好なコミュニケーションツールとしての活用、記録としての役割の認識、そして電子化などである。ここでは標準化としての意義だけを考察することにする。

　パスには、その健全な発展を阻害しかねない問題があった。第一は「バリアンス」である。患者の病態の多様性に適応できず、「パスに乗る」割合が半分程度であって、当たり前のやさしい診療にしか使えないツールになっているというのである。第二は「標準化不可能論」である。パスを作ろうとしても、医師から「患者の個別性に対応すべき医療が標準化できるわけがない」と反対され、仕方なく、看護の立場からのパスにとどまっている例が多いという実態である。医師を巻き込んだパス作成に挑戦できても、医師によって、また状況に応じて、さまざまな流儀の診療が行われていて、1つの標準的なパスに絞ることができないという状況もある。

(2) 適応型プロセス

　診療プロセスは、患者の状態に応じて適切な医療介入を行う適応型プロセスであると考えられる。極めて単純にモデル化してしまえば、

1）患者状態の把握
　・想定していた状態になったかどうかを判断するための観察
　・何らかの処置が必要かどうかを判断するのに必要な一般的観察
2）目標とのずれの認識
　・標準的状態、基準、期待などとの対比
　・処置方針の変更の必要性の判断のための対比
3）処置
　・経過観察の継続（何もしない）
　・詳細な状態把握のための検査
　・基準、期待からのズレの修正のための医療処置
　・治療方針の変更

という3つの要素の繰り返しにより、診療が進んでいく状態適応型プロセスであると言える。

ところが、これまで主流であったパスは、ある疾患について、時間の経過とともに患者が標準的（典型的）に回復していく場合の診療プロセスの記述になっており、前述の「①患者状態の把握」と「②目標とのずれの認識」に応じて「③処置」を施すという視点がない。これでは患者の個別性、病態の多様性に適応することはできない。真に標準化ツールにするためには何らかの工夫が必要である。

（3）標準化に対する誤解

パス適用において、なぜバリアンスがそれほど問題視されるのだろうか。一般に、「①観察・状態把握→②目標との差の認識→③修正処置」というプロセスにおいては、ずれ（バリアンス）が行動を起こす原点であり、ずれが生じるからこそパスに意味があるはずである。そのずれが問題であり、それゆえに使えないというのである。何とも不思議な主張である。その原因は「標準化」の意味の取り違えにある。標準、とくに技術的な基準は、標準化の項で述べたように、「すでに経験して良いということが分かっているモノや方法」である。良いことを基準、ルールに定め、必要なだけ統一、制約、統制をすることこそが標準化である。統一すること自体を目的にした標準化は現実的ではない。標準化とは無定見な画一化ではない。

2　多様性への対応

どのような標準にするかは、まさに診療技術そのものに依存する。「標準化」は、例えばEBM（Evidence Based Medicine）の推進によって促進できる。パスは、そうして得られた技術的知見としての標準に基づいて、「患者状態適応型の質・安全保証プロセス」を

第4章 マネジメントに関する基本的な考え方

プロセス管理の原則に則って管理する道具にすべきなのである。

良い結果を得るためには、プロセスに着目するのが有効である。これがプロセス管理の原則である。すでに説明したように、プロセス管理とは、「結果を追うのみでなく、プロセス（仕事のやり方）に着目し、これを管理し、仕事の仕組みとやり方を向上させることが大切」という考え方である。プロセス管理においては、良い結果が得られるようにするためにどうしたらよいかを明らかにして、この望ましいプロセス条件を標準化する。

パスは、診療という患者状態適応型プロセスにおいて、良い結果を得るために、プロセスにおいて質を作り込み確認するプロセス管理の原則を具現化する思想と方法論を与えている。パスを正しく適用すれば、良い結果を得るために必要なプロセス条件を明らかにすることによって、すでに分かっている良い方法をガイドするという意味での診療プロセスの標準化が促進できる。

パスの導入が進まない、もしくは導入されても活用されなくなってしまう理由の1つとして、多くのパスが患者の多様性に対応できていないことが挙げられる。基礎疾患があるためにパスが適応されない患者やパスが適応されたとしても合併症によりパスから逸脱してしまう患者など、パスが適用できる患者が限定されているのが現状である。典型的な治療だけでなく、多様な患者の状態に応じた対処法について、経験をして良いと分かっていることを共有し実践していくことが、本来あるべき診療の標準化である。

このような標準化を実現するためには患者の多様性に対応できるパスの構築が必要である。それが「患者状態適応型パス」（PCAPS：Patient Condition Adaptive Path System）である。患者状態適応型パスは、ある疾患群について、あり得る患者状態推移の相当部分をカバーする臨床プロセスの全貌を把握し、これを適当な単位（ユニット）の連結で表現し、患者状態に応じて、標準化された適切なユニットを渡り歩くという構造を持っている。患者状態適応型パスは2つのツールからなる。ユニットの連結からなる臨床経路の俯瞰図（想定されるすべての臨床状態）である「臨床プロセスチャート」と、ユニット内での具体的な診療業務と当該ユニットの目標状態、次のユニットへの移行ロジックからなる「ユニットシート」である。これにより患者状態に応じ、適切に医療介入していくために必要な知識の全貌を標準として保有し、多様な患者に適用していくことができるようになる。詳しくは、関連の論文、書籍などをご覧いただきたい。

⑨ 人間性尊重

1 能力向上／人材育成

　品質マネジメントは、マネジメントにおける人間の重要性を指摘し、組織を構成する人のすべてを、マネジメントシステムを構成する無機的な部品、あるいは賃金という代価を支払って買った知的能力、肉体的能力の保有者として扱うのではなく、意欲のある、考える能力を持った、創意工夫を重ね、問題を解決し、新たな価値を生み出す、不可思議な魅力的存在と認め、正しく処遇することを推奨している。

　「品質管理は人質管理」と言われることもある。製品・サービスの品質を管理することは、すなわち、その製品・サービスを産出する組織の構成員の質の管理にほかならない、という意味である。品質を決定づけるあらゆる要素、つまり技術も、業務手順も、工程も、設備も、組織運営も、仕事の仕組みも、情報システムも、知識データベースも何もかもが、突き詰めれば人間が企画し、設計し、実現し、運営するからである。「人質」は「じんしつ」と読んでいるが、「ひとじち」と読めてしまうのがご愛敬ではあるが、品質管理の極意を垣間見る思いがする。

　品質マネジメントにおいて、人は、仕事に主体的に取り組み、自分の職場の問題・課題を解決することによって自分自身を成長させ、より豊かな人生を送るようにすべきであり、そうしたときに、組織としても効率が上がり、何よりも品質の良い製品・サービスを提供できるとしている。人の能力を伸ばすための教育・訓練を熱心に実施するだけでなく、問題解決能力、課題達成能力を高めるためのインフラ整備も重要と説いている。

　品質管理界には、よく意味を聞かないと分からないフレーズが数多くあり、"品質管理村の方言"などと揶揄される。前述の「品質管理は人質管理」や、「後工程はお客様」、「KKD（経験、勘、度胸）」、「品質は工程で作り込め」などである。そうしたフレーズの中に「品質管理は教育に始まって教育に終わる」というのもある。これは意味を聞かなくても分かりやすいフレーズであると思う。しかも、品質管理以外のどのような分野でも通用しそうである。品質管理においては人が重要で、人の能力を向上し意欲を増すための教育が重要だ、という意味であることは、ことさら説明を聞かなくても分かるだろう。もっとも、ここでいう「教育」とは、いわゆる学校教育、知識教育、知識付与という意味でのEducationばかりでなく、確立した体系的知識の教育、技能・技術・スキルの訓練などの

意味でのTrainingも含み、さらにはOJT（On the Job Training：実業務での訓練・経験）、Job Rotation（人事異動、適材適所）などの人事処遇を通じた能力向上までをも示唆している。

いまでは非正規雇用者が平均して3割もいる国になってしまったが、その昔の日本は終身雇用が常識だったこともあり、企業にとって教育は十分に見合う投資であり、総力をあげて人を育て、そして品質の良い製品・サービスを作り出していたのである。

医療においては、医療に従事する人々の力量が医療の質に与える影響が大きいことから、ほかの産業に比べて、人材育成、能力向上がことのほか重要である。医療、看護、薬剤、検査、事務などにかかわる実践的な知識、技能（スキル）、そして能力向上への意欲が重要で、修得の機会を積極的に提供することが望まれる。

医療における、ある種の技術・技能偏重の現状を考慮すると、これら医療技術（固有技術）とともに、仕事を効率的に行うためのいわゆる管理技術やヒューマンスキルの重要性を強調し、積極的な教育・訓練を行うべきだろう。これによって、固有技術を十分に活かし、組織として仕事のできる人材が増えることになる。

2　自主管理

品質マネジメントは、マネジメントにおける2種類の人間、すなわち「管理する人／される人」という構図を否定している。機能（はたらき、役割）としての管理者はあり得るが、それはその人の管理者としての機能を認めているだけのことである。その人が、人間として偉いわけではない。管理がその本来の意味（＝目的を継続的に効率良く達成するためのすべての活動）であるなら、全員が「管理する人」でなければおかしい。もしも管理が、監視する、締めつける、統制するというような意味であるなら、品質マネジメントは、その意味での管理する人／管理される人という構図はおかしいと言っているのである。

品質マネジメントは、人を命令に服従させるよりも、自主的に考え実行できる人間にするほうが効率的なマネジメントができると考えている。もちろん、誰もが高い管理能力を持っているわけではないので無制限に拡大することはできないが、責任、権限の委譲は能力に応じてなされるべきであって、地位や階級概念によって制限されるべきではないと考えている。

1960年代、日本の製造現場の中には、自主検査、自主管理を取り入れ、製造第一線の作業者が自分で製造したものを自分で品質確認するとか、自主的な改善活動などが行われていた。当時のアメリカの製造現場の管理者にしてみれば驚天動地の管理方法に見えたことだろう。「ずる賢い性悪人間で、目を離したら何をするか分からない作業者に検査をさせるなんて、泥棒に追い銭とはこのことか」くらいに思ったに違いない。当時の興味深い調査の1つに製造現場における検査員の比率というのがある。日本で3％、アメリカで

15％という。これがどのようなきちんとした調査に基づいた数値であるか知らないが、筆者の感覚にはしっくりくる。そして、その追い銭をされた泥棒が、信じられないほど安定した品質の製品を造り出し、そして自主的に改善までするのである。日本人というのは、黙ってニヤニヤしているだけのアホに見えるのに、やらせるとまともなことをする、何とも気持ち悪い人種だと恐怖さえ覚えたことだろう。

そういえば、製造現場における当時の"自主的"というのは、抑制の効いたオトナの自主であった。自主的とはすなわち勝手に何をしてもよいということだ、などという論理を振り回し、能もないのに偉そうに権利だけ主張し、まっとうなアウトプットの出せない人々とは一線を画していた。

医療においては、医師の裁量権、指揮権がとくに大きいことから、チーム医療の視点から、看護師の自主管理、自主性尊重にかかわる健全な医療チーム運営モデルを構築する必要があると思う。看護師に、医師の指示に何の疑問も抱かず、言われたことだけを実施し、患者からのメッセージをそのまま医師に伝えることだけを期待するとしたら、患者に提供する医療の質はかなり低いものになるだろう。質を低下させないようにするためには、医師の階層化を進め、また数を増やさなければならないだろう。

それよりはむしろ、医師の裁量権を尊重しつつ、限定された医療行為をあらかじめ定められた手順、基準、方法に従って実施するような、明確なチーム医療モデルを設計すべきではないかと思う。いや現実にはすでに実施されているとも言える。しかし、浅慮で推し進めれば大変なことになるし、曖昧なルールで運用するのも危険である。能なき者が実施することになりかねないからである。

自主管理を盾に、専門職種の権利を主張することに専念しすぎることも、良い結果を生まないだろう。専門職種としてのそれぞれの役割を認識し、その能力、責任、権限の範囲内で「自分で考え、自分で決める」という行動原則が重要であると思う。

3 全員参加

品質マネジメントは、組織のアウトプットの質を効率的に確保するには全員が参画するのが良いと推奨している。なぜ全員なのだろうか。それは、前述した「管理する人／される人の構造の否定」にほかならない。管理がその本来の意味である「目的を継続的に効率良く達成するためのすべての活動」であるなら、全員が"管理する人"として組織運営に参画しなければ、効果的・効率的な運営はできない。それぞれが役割を持って組織のアウトプットの質に直接間接に関係しているのだから、全員が参画しなければ品質の良い製品・サービスは提供できない。「私は事務室の片隅で帳票を処理しているだけだから患者に提供される医療には関係ない」というのは間違いである。「後工程はお客様」を思い起こしてほしい。組織内にも顧客がいて、それら内部顧客に品質保証された業務を提供するこ

とによって、巡り巡って外部のお客様の満足につながるというものである。自分の職務の位置づけ、役割、意義を理解し、それぞれが質の良い仕事をすることによって組織全体として、品質の良い製品・サービスを効率的に提供できるのである。

　同様の意味で、品質管理の推進において、品質の専門家、品質マネジメントの専門家は必要ないという考え方もある。どのような分野でも専門性は必要で、品質という妙な考え方や難しい方法論を駆使するのだからエキスパートは必要だ、とお考えの方がいるかもしれない。例えば、医療機能評価とかISO 9000に取り組むとき、コンサルタントを使うことは当たり前と考えて、その予算確保から始めるようである。"コンサルタントを使う"ということの意味によっては、筆者はこの方法に強く反対する。"使う"とは、コンサルタントの専門性を利用して新たな取り組みに必要な組織の知恵を自らのものにすることであって、任せっぱなしにするという意味ではないはずである。最終的には組織に内在する"能力"にしなければならない。だから"自分でできる"ようにしなければダメなのである。コンサルタントに頼りきった機能評価やISO 9000には価値がない。組織文化は劣化し、組織体質は弱体化するだろう。組織内部の推進者についても同様で、そのエキスパートに任せておけばよい、品質は〇〇くん、安全は〇〇さんの仕事で、私は関係ないとなったら、悲惨な結末が待っている。製品・サービスの品質は組織全体の目的なのだから、全員が自ら取り組むことは当然の理(ことわり)である。

　日本の品質管理が生み出した全員参加の場の提供ツールがQCサークルである。現場第一線を巻き込んだ「全員による改善」の場、「グループワークによる相互啓発」の場を提供する仕掛けとしての意義は大きなものであった。もちろん、QCサークルが有効に機能するためには、管理者層の理解、指導、支援が重要であった。

　医療分野に従来から存在する仕組みとして「看護研究」があるが、筆者はこの仕掛けを再構築できないものかと考えている。看護師として要求される専門性を維持・向上するために、各人がテーマを持って研究に取り組むものだから、品質マネジメントの考え方、方法論に照らせば、看護職における全員参加の改善の場として活用できるはずである。多くは言わないが、看護研究の本来の目的、そしてQCサークルに学ぶ全員参加型改善の重要性を認識し、その運営を工夫することによって組織を構成する全員が、実践の場で、それぞれに必要な能力向上を実現できる方法にすることができるだろう。病院においても産業界と同様にQCサークルの導入が広がりつつある。その形だけをまねるのでなく、"全員参加の組織改善・改革の場"という本質を理解して、先入観にとらわれない運営方法を工夫したいものである。全員が、組織内外の情勢に目を向け、視野を広げ、自己の仕事を見直し、業務改善能力を向上する機会にできたらと思う。

10 ひと中心経営

　日本の品質管理は、米国から学んだ科学性に、人間的側面への配慮を加えて、1970～80年代に、工業製品の大衆化による経済高度成長という時代に適合した経営ツールとして大成功を収め、世界の脚光を浴びた。ジャパン・アズ・ナンバーワン、エクセレント・カンパニー、カイゼン、日本的経営などの名の下に語られる日本的品質管理の特徴は、第一に、品質に対する真摯な取り組み、すなわち極めて深い意味で顧客中心の経営であり、第二に、人の意欲、能力、組織への忠誠などに焦点を当てる人間中心の経営にあった。日本の「ひと中心経営」とは何であるのか、少し考察してみたい。

1　技術・マネジメントの補完と超越

　「ひと中心」という考え方の根底には、組織のパフォーマンスは人で決まるということがある。良い製品・サービスを提供するためには、なんと言っても製品・サービスに固有の技術が必要である。その技術を活かすマネジメントが必要である。そしてその固有の技術の埋め込まれたマネジメントシステムで動く"ひと"が重要である。それらの"ひと"に内在する知識、技能、そして意欲がまっとうでないと、せっかくの技術もマネジメントシステムも活きてこない。だから、組織を構成する人々に対して、教育・訓練を行い必要な知識を習得させ、技能を保有できるようにする。能力向上のための機会を提供する。さらに、人々の意欲を向上するための施策をさまざまに工夫する。教育・訓練の機会そのものがそうだし、改善活動もそうである。経営・管理への参画も士気を高める。外部との交流、相互啓発、人事交流、処遇改善などもそうである。皆が生き生きと働くことによる効果は、すでにいろいろ経験されていることと思う。

　結局のところ、「ひと中心」という考え方は、マネジメントにあたり、"ひと"の能力を引き出すことの重要性に目を向けようということだと思う。品質の良い製品・サービスには技術、マネジメント、そして"ひと"が必要だと上述した。この"ひと"は、単にこの3要素の1つとしてではなく、技術とマネジメントを補完し超越する能力を有するものとしてとくに重要である。技術的によく分かっていなくても、マネジメントシステムとして不備があってもそれを補い超えることができるのが人間である。

2　人間尊重

「ひと中心経営」においては、人間、人間性を尊重する。すべての"ひと"は、程度、型の相違はあれ自己実現を望んでいる。"ひと"を業務遂行マシンとして買うのではなく、人間として丸ごと受け入れ、それぞれの自己実現を支援し、組織目的に合致するような経営、それが人間尊重経営である。

3　個と組織のWin-Win関係

「ひと中心経営」においては、個と組織のWin-Win関係に腐心する。個々人はそれぞれの価値観を持ち、したいことがある。それがある組織に集い、組織目的を達成するために体系的な活動をしなければならない。このとき生じるさまざまな矛盾、考え方の相違を克服し、組織として価値観を共有できる経営をすることが重要である。

4　人の弱さの克服・許容・補完

「ひと中心経営」においてはまた、人の弱さの克服、許容、補完に意を注ぐ経営を行う。典型的な例はヒューマンエラーに対する対応だろう。「間違えるお前が悪い」と責め、罰則を科すよりも、人間中心システム設計によりミスの起こりにくい、起きても大事に至らない業務システム設計を行い、改善を続けるような経営・管理である。

　こう考えてみると、「ひと中心」とは、何とも日本的な、いや東洋哲学的な経営である。短期的視野、限定された範囲での科学的合理性を超える懐の深い悠久の経営であると感動する。

第5章
医療の質・安全のためのマネジメントシステム

1 技術とマネジメント
2 品質マネジメントシステム
3 マネジメントシステムのモデル
4 日常管理
5 日常業務プロセスの管理
6 作業・業務マニュアル
7 プロセスの維持と改善
8 全員参加の改善
9 方針管理
10 方針管理のポイント
11 トップ診断
12 日常管理の実態のトップ診断

1 技術とマネジメント

1 質・安全のために

　質・安全の維持と向上のために、①動機、②思想、③技術、④マネジメント、⑤ひと、⑥推進の6つの要件が必要だと述べた。この中で最も直接的に質・安全に貢献する技術とマネジメントという2つの要件について深く考察したい。

　技術とは、その製品・サービスに固有の"技術"という意味である。自動車を造って売りたいのなら、主要な材料である鉄、アルミ、プラスチックス、ゴムの性質に関する膨大な知識が必要だし、内燃機関（エンジン）、制動（ブレーキ）、操舵（ステアリング）などにかかわる多様な技術知識を保有していなければならない。そもそも顧客・市場ニーズの構造（どのような顧客層・市場セグメントが、どのようなニーズを持ち、それらニーズが要因に左右されるか）を理解していなければ適切な製品・サービスの企画はできない。

　医療においても言うまでもなく、どのような疾患があり得るか、そのとき患者はどのような状態になり得るか、それぞれの状態においてどのような状態変化が起こり得るか、望ましい状態に誘導するにはどのような医療介入があり得るか、それらの医療介入を行うと患者にどのような状態変化を起こし得るかなどに関する、想像を絶する膨大な知識、技術、技能を持っていなければまともな診療はできない。

　第二は、こうした技術を組織で活用していくための"マネジメント"システムである。高い知識、技術、技能を持っていても、それが特定個人だけのものであれば組織全体の能力にはならないし、それらが理論的には組織が保有するものになっていたとしても、然るべきときに然るべき人が適切に活用できるような仕組みを構築しておかなければ、それらの知識・技術・技能は日の目を見ない。マネジメントとは、この意味で、「技術を使って目的を達成する技術」とも言える。

2 固有技術と管理技術

　これら2つの要件を「固有技術」「管理技術」ということがある。固有技術とは、製品・サービスの提供に必要な、製品・サービスに固有な技術のことである。固有技術には、製品・サービスに対するニーズにかかわる知識・技術、製品・サービスの設計にかかわる知識・

技術、実現・提供にかかわる知識・技術・技能、評価にかかわる知識・技術・技能などがある。

一方、管理技術とは、固有技術を支援し、目的達成のための業務を効果的、効率的に実施できるようにし、またさまざまな運営上の問題を解決していくために有効な技術、方法のことをいう。組織運営の方法、品質マネジメントや原価管理などの仕組みと運営、標準手順やマニュアルの設定と運用、QFD（品質機能展開）、問題解決法、統計的方法などの手法・技法は管理技術の例である。固有技術は「製品・サービスに固有の技術」、管理技術は「固有技術を活かすための技術」ということができる。

前述の6つの要件との対応で言えば、固有技術は「③技術」、管理技術は、広く捉えるとその他の5つの要件すべて、少し狭くは「②思想」「④マネジメント」「⑤ひと」ということになる。

この2つの技術のうち、どちらが重要であろうか。両方とも重要であるので答えにくいが、やはり「固有技術」と言わざるを得ない。例えば、それは、マネジメントシステムのレベルというものは、そこに埋め込まれている固有技術のレベル以上にはなれないことからも判断できる。どんなに立派なシステムを構築しても、そのシステムの血となり肉となるべき製品・サービスに固有の技術・知識が貧相な状態では、逆立ちしても、たとえ奇跡が起きようとも、顧客に満足を与える製品・サービスを継続して提供することができない。組織が保有する知識・技術・技能がスカスカの状態で、それら貧相な固有技術を、いかに美しい構造の体系的な手順、マニュアルに整理してみたところで、まともな製品・サービスを生み出すことはできない。

しかし、もう一方の管理技術の重要性を忘れないでほしい。「固有技術を活かすための技術」と言われるとつかみ所がないが、「原理的に良い結果をもたらす方法論をいつでもうまく使いこなすようにする方法」とか「技術的に同じ失敗を繰り返さないための方法」と言い換えてもよいかもしれない。固有技術が確立していても、その技術によって常に品質の良い製品・サービスを再現できるとは限らない。その1つの重大な例が日常茶飯に起こる失敗の再発である。固有技術が確立していれば、それは目的達成の方法が分かっていることを意味し、一度は成功できる。しかし、成功できるその方法を再現し続けなければ、何度でも継続的に成功することはできない。失敗したことと本質的に同じ原因による失敗をしないためには、周到な業務システムの設計が必要である。管理技術によって実現しようとするものは、1回できることを100回でも、1万回でも、100万回でも、何度でも自然体で実施していく組織運営である。

管理技術とは、実は極めて高度な技術であるため、その深遠なる意義はなかなか理解できないかもしれない。しかし、個人の才覚に頼る芸術ではなく、科学（再現可能な方法論にかかわる知識獲得・適用の方法論）としての医療の質・安全の維持・向上に必須の技術である。また、「（A：あ）当たり前のことを、（B：ば）バカにしないで、（C：ち）ちゃんと

やる」（ABC）ことが重要な医療安全のためにも不可欠なものである。医療品質マネジメントとは、医療の質・安全のために、固有技術の重要性を十分に認識しつつ、管理技術に焦点を当てる方法論である。

3　医療における固有技術と管理技術

　医療分野の固有技術とは、診断、治療、看護、検査、手術などのいわゆる医療技術そのものである。管理技術とは、これらの医療技術を駆使し、患者の満足度、病院経営の効率などを向上させる技術のことである。
　医療においても最も重要な管理技術は「組織管理の方法」であろう。これには、組織構造の設計、責任・権限の定義、業務設計、教育・研修、人事考課など種々の組織運営の方法などが含まれる。品質マネジメントや原価管理の仕組み、問題解決法なども、ほかの産業と同様に活用できる管理技術である。
　医療分野で固有に編み出され活用されている管理技術の例としては、パス、EBM、インシデントレポートシステムなどが挙げられる。パスは固有技術ではないか、と思われるかもしれない。確かにどのような診療行為を行うかなどのパスコンテンツは固有技術によって決まるが、それらパスコンテンツという固有技術をパスという形に可視化して、知識・情報の共有化、標準化を実現するところがパスの本質、特徴であり、管理技術としての役割そのものを果たしている。すなわち、パスとして業務を可視化することによって、医療従事者同士あるいは患者との情報の共有・連携を図ることが可能となり、またこのように業務を標準化することは、仕事のばらつきの削減と効率化、不具合の解消、品質保証が可能となり、医療の品質向上につながる。
　同様に、EBMは、根拠に基づいた診療を提供することを目的とするもので、まさに医療の固有技術の向上のために行うものである。EBMの基本的考え方は、事実を蓄積して法則を抽出し、科学的根拠のある方法を適用しようとする方法論であり、事実に基づく管理を診療において実践するための管理技術と言える。
　インシデントレポートシステムは、インシデントが発生したら、その事象を記録し、現象と発生メカニズムを正確に把握して、システムの改善を促す方法論である。これも、科学的な問題解決法、PDCAサイクルといった管理技術を利用したものとみなすことができる。このように、管理技術は、コアになる知識（固有技術）を十分に活用するために必要な方法なのである。
　管理技術としては意識されていないだろうが、管理技術を活用して医療の固有技術を向上している例は数多くある。例えば、症例検討会がそうである。症例検討会は、個別症例の診断・治療の計画、経過、結果に関して検討する会議で、診療が妥当なものであるかをレビューする場である。計画したこと、実施したことをレビューし、適宜PDCAサイク

ルを回すことは、品質を保証するために用いられる管理技術である。レビューは個人でもできるが、検討会という形で複数の人で議論しながら検討すれば、衆知を集めることができる、計画・実施した人以外の視点が入り、議論しているうちに気づくことができるといった点で、1人で行うよりも効果的である。個人で行うよりも効率的、効果的にレビューできるような管理技術を用いていることになる。

また、パスにおいては、その改訂を通じてさまざまな改善が行われている。パス（診療プロセスの可視化、標準化）をベースにした改善という管理技術を用いて、診療という固有技術を向上している好例といえる。

このように固有技術のレベルを向上するために、管理技術は有効な道具となる。すでに無意識のうちに管理技術を利用して固有技術の向上を行っている活動もある。しかし、管理技術を系統的に学び、その整理された知識体系を活用していけば、より広範に、より効率的にレベル向上を図ることができる。医療技術にかかわる知識だけを増やしていくよりも、管理技術を活用しながら医療技術を深めていけば、より良い医療を提供できるということを認識していただければと思う。これこそがマネジメントの極意である。

4 固有技術の可視化、構造化、標準化

前述したように、質・安全のための6つの要件のうちで、最も直接的に質と安全に貢献するのは「③技術」である。

実は、わが国の品質マネジメントの歴史において、製造業以外への適用は必ずしも大成功とは言えなかった。その理由は、固有技術の可視化・構造化・体系化のレベルが低かったことにある。品質の良い製品・サービスを効率的に生み出すには、まずはその製品・サービスの企画、設計、実現、提供、付帯サービスに固有の技術が必須である。さらに、これらの技術を活かすマネジメントやそのためのマネジメントシステムも必要である。管理技術、経営科学とも言われる品質マネジメントは、このマネジメントに多大な貢献をする思想・方法論である。しかし、固有技術が可視化され、形式知化された知識として美しい構造で体系的に記述されていないと、せっかくのマネジメントシステムも中身のない骨組みにしかすぎなくなる。役に立たないISO 9001の典型はこれである。形はあるが心がない、仏作って魂入れず、というところである。

かつて一部の製造業で品質マネジメントが大成功を収めた理由は、例えば不良低減において、要因の候補として列挙した特性や条件が、技術的に見て的を外すことが少なかったからである。自動車工学、金属材料学など、ある分野の技術・知識が体系的に整理されているからこそ、未知と思われる現象についても、その発生メカニズムをほぼ正しく想定することができたのである。要素となる技術がある程度確立しているからこそ、品質マネジメントのような管理技術が有効に機能したと言えるのである。

この視点で、医療の質・安全の向上を効果的に進めるには、診療の質と安全の確保に必要な知識体系、技術基盤の構築が必須である。例えば、医療提供において重要なプロセスを特定し、その入出力関係を記述し、考慮すべき特性とその要因の関係を技術・知識として蓄積していくことが必要である。

さらに、確立している技術・知識を医療提供者が間違いなく活用できるようにするための技術・方法論もまた重要である。とくに医療の質・安全保証という視点ではこの側面が重要である。一般に、先端分野の専門家の関心は研究開発に向きがちである。新たな診断・治療法、新薬の効能の実証、稀な症例の解明など、新規性が高く、独創的なテーマや症例研究を重視しがちである。技術の進展のためにこうした研究開発が必要なことは論を待たない。しかしながら、同時に、当たり前の技術を、然るべきときに、然るべき方法で使いこなす技術、換言すれば、品質の維持、安全の確保のための技術標準の確立も進めなければならない。先端技術だけで支えられる産業は、産業として未熟であり存立が難しく、また確立している固有技術の利用技術（管理技術）を軽視している分野も、産業として未成熟であると言わざるを得ない。

こうした考察を経て明らかにされること、それは医療分野にふさわしい構造での知の体系化の重要性である。医療においては、患者状態に応じた適切な医療介入によって患者の病態を改善することが期待されているので、これに適した構造での知識体系が必要である。患者状態適応型パス（PCAPS）は、この思想に基づく、臨床知識の構造化手法の1つである。

安全についても、病院の業務プロセスの特徴・性質に固有のリスク、それらリスクが現実のものとなるメカニズム、さらにそれらリスクの回避・軽減策にかかわる知識体系を構築することによって、安全を脅かす状況を予測的に評価し、防止することができるようになる。ガイド、指針、マニュアル、手順などを作るとき、意味のある技術・知識の埋め込まれたものにする必要がある。

② 品質マネジメントシステム

　管理技術という深遠なる技術をどのような形で組織運営に取り込んでいけばよいのだろうか。工業界は、品質マネジメントの導入・推進を通じて、管理技術をマスターし、自然な形で組織運営に組み込んだ。医療において、「品質」を正しく認識し、「製品・サービス」や「顧客」という概念を理解し、さらに「組織の質」という概念を理解できるなら、品質マネジメントは、医療技術を活かして医療の質と安全を確保するために、医療経営の有力なツールとして大きな働きをするものと期待できる。

　品質マネジメントを運営するためには、そのための「システム」が必要である。これを品質マネジメントシステム（QMS：Quality Management System）と呼ぶことにする。QMSは、質にかかわる日常のさまざまな活動を有機的に関連づけ、統括的にマネジメント（管理）する仕組みである。QMSは、質に関する方針および目標を定め、その目標を達成するためのマネジメントシステムであり、プロセスと資源（人、モノ、金、情報）からなる。QMSのもとで、複数の人間・部門が協力して、経営目標を達成するためにプロセスの質や資源の質の管理などを行うことになる。品質を保証するために、各部門が、各段階でさまざまな業務を実施する必要がある。これらの活動の相互関係を表した図を品質保証体系図と言う。病院でのすべての業務の体系を示した品質保証体系図によって、個々のプロセスがQMS全体の中のどこに位置づけされ、ほかのプロセスとどう連結し関連しているのかを理解することができる。

　QMS構築の目的は、顧客満足（患者満足）、すなわち安全・良質な医療の提供にある。その目的達成のために、医療に固有の知識・技術とともに、これらの知識・技術を活かすためのシステムとして、手順やその手順に従って働く人や用いる設備、機器類などの資源が必要である。業務の手順は、業務目的達成に必要な知識・技術を、誰が、いつ、どのような形で適用するかを規定し、目的達成に必要な合理的手段を組織的に活用する基盤となる。経営資源としての人は重要で、その質を高めるため、どのような能力を有すべきか考察したうえで、教育・訓練、人材開発、意欲喚起のための仕掛けを作る。固有技術を十分に活用するためには、多くの人々が目的に向かって、お互いの役割を認識し、協力していけるような枠組みが必要で、この意味でもQMSが大きな役割を果たす。工業における経験では、失敗・手戻りの90％以上は、固有技術があるにもかかわらずQMSの成熟度の低さが要因となって発生している。つまり、現在の技術レベルが上がらなくても、QMSの

改善で品質向上が実現できるのである。

　例えば「与薬」というプロセスは、さまざまな職種の連携によって実現する。「注射の仕方」という固有技術だけを改善しても、一連の流れが相互の業務の円滑な連携によって実現されなければ「与薬」の質は良くならない。連携が悪くて、例えば待ち時間が長くなったら、いくら注射が上手でも、全体として患者が抱く印象は良いものにならない。注射指示の確認の仕方や、検査結果が医師に届くまでの手順など、与薬プロセス全体が有機的に運用されなければならない。このように、相互に関連する業務プロセスとして、有機的なつながりが実装されたシステムを構築することに、QMSの意義がある。

　随所で絶え間なく改善がなされたとしても、それらがQMS全体として有効に機能しなければ意味がない。そのためには組織全体が1つのシステムとして機能するようにしなければならない。まず、トップ自らが組織の質方針(質に対する方向づけ)を正式に表明する。その方針に基づき、部門、階層ごとに具体的な質目標を展開する(Plan)。品質方針、品質目標を達成するためにQMSを運用し、各人がなすべきことを実施する(Do)。内部監査やマネジメントレビューによって、運用結果をもとにQMSの有効性をチェックする(Check)。必要に応じてQMSの改善をする(Act)。このようなQMSの全体を覆う大きなPDCAサイクルを回していくことで、筋の通った組織的で継続的な改善が期待できるのである。個々人の熱い思いを結集し、組織として成長する仕組みを与えるもの、これもまたQMSなのである。

3 マネジメントシステムのモデル

1 経営における3つの管理

　医療の質と安全を実現するためのマネジメントシステムについて、技術とマネジメント（固有技術・管理技術）、固有技術の可視化・構造化・標準化、品質マネジメントシステムの意義などについて述べてきた。それでは、こうした思想・概念を具現化するために、どのような経営・管理（マネジメント）を展開すればよいのだろうか。

　1960年代半ば、日本の品質マネジメントは"管理／マネジメント"について、経営学の素人であるにもかかわらず、実世界で使える現実的な管理の方式について、試行錯誤のうちに深い考察を行った。かなり長い間「管理項目」について議論をした。製造工程の工程管理にとどまらず、ルーチンワーク一般の管理の方法を、PDCA、標準化、プロセス管理などの考え方を基本として「日常管理」として整理した。さらに、管理における方針の重要性を認識し、方針を達成するための管理の方法論を検討した。そして1970（昭和45）年ごろ、「方針管理」という、奇妙な名称の優れた経営管理の方法論を生み出すのである。こうして日本的品質管理は、品質を中核とする経営アプローチでありながらも経営管理システム一般に対して重要な概念や方法論について発言するようになり、これがアメリカの品質管理、経営管理に大きな影響を与えた。

　日本的品質管理は、経営管理を以下に示すような3つに整理してきた。

> 静的管理
> ①タテの管理：日常管理（分掌業務管理、部門別管理）
> ②ヨコの管理：機能別管理（経営要素管理、管理目的別管理、部門間連携）動的管理
> ③方針管理（環境適応型全社一丸の管理）

2 日常管理とは

　日常管理とは、組織の指揮命令系統を通じて実施する業務分掌に規定された業務にかかわる管理、すなわち、それぞれの部門で日常的に当然実施されなければならない分掌業務について、その業務目的を効率的に達成するためのすべての活動の仕組みと実施にかかわ

る管理である。

その基本は、業務目的の明確化、業務プロセスの定義、業務結果の確認と適切なフィードバックである。これらを、標準化を基盤として実施する。要は、部門が果たすべき業務のPDCAを適切に回すということである。具体的には、業務分掌を、組織全体の目的達成における役割や他部門との関係を考慮して適切に定め、業務遂行のための資源（4M：Man人、Machine設備・機器、Materialモノ・材料、Method方法）を確保し、それらの資源を使って目的を達成するプロセスを定義し、これを標準化し、標準通りの業務を実施する。実施結果はあらかじめ定めた基準との対比において把握し、満足できない状況であるなら、応急処置は当然としてさらに再発防止を行う。またこうした管理の経験を通じて必要とあれば日常管理のレベルアップをしていく。

日常管理の進め方の詳細については後述（p.79「❹日常管理」）する。

3　機能別管理（経営要素管理）とは

機能別管理とは、品質、コスト、納期、安全・環境などの機能（管理目的、すなわち経営要素）を軸とした部門をまたがるプロセスがあると考えて、このプロセスを全社的（または全事業部的）な立場から管理しようとするものである。「機能別」と呼ばれているが「経営要素」の方がよいと思う。英語で"functional organization"といえば、製品や事業分野によらず設計とか製造という"機能"を軸に構成した組織構造をいう。だから機能別管理の訳として"cross-functional management"（機能／部門横断管理）と言わなければ意味が通じない。組織構造について"function"は「部門」と訳すべきであり、一方で"function"と「機能」を反射的に結びつけてしまう日本において機能別管理という呼称はいかにも具合が悪いからである。

経営要素管理は、各部門における日常管理を前提として、組織目的を達成するために、部門を超えて組織全体としての品質、コスト、納期などを部門横断的に管理するものである。経営要素管理の成否は、全社的視点と部門間の壁の打破にある。通常は、委員会などを組織して、この場で全組織的視点からの課題を明確にし、経営要素ごとに実施計画を立案し、実施担当部門の日常管理を通して実施し、実施結果を全社的立場から評価し、必要な処置をとる。

実際、病院には質・安全に関する委員会・会議体が多数存在している。これらは、本来、質・安全のためのQMSにおいて、ある機能を果たすように期待されているものである。いずれもかつて何らかの理由があって設立されたものである。しかしながら、何のための委員会・会議体であったのか、本来の機能が曖昧になっている例もあるように見える。病院QMSの有機的運用の観点から、あらためて各委員会や会議体の目的や機能を分析し、必要なら存続させ、場合によっては統合、分割、拡大、移行、解散させ、全体として最適

化を図るとよいだろう。なかには、目的や責任・権限が不明確な委員会・会議体があるかもしれない。運営に問題があって、必要ではあっても有効に機能していないかもしれない。部門を超えた、病院全体の横串の管理運営機構の意義を問い直すとよいだろう。

QMSはこれらの委員会・会議体を包括するシステムだが、もし内部監査やマネジメントレビューなどの、QMSの要素が有機的に機能しているかどうかを確認する機会があれば、日常的なQMS運営において組織横断管理の有効性が確認されていることになる。何でもかんでも委員会、いつも同じメンバが参加、そして何のために何をやっているか分からない……というような委員会・会議体を見直したいものである。

委員会・会議体の典型は、各部門の業務分掌をまたがる機能や課題・問題について組織横断的に検討し、適切な処置をとるように運営されるような、例えば、品質（Q）、コスト（C）、量・納期（D）、環境（E）、安全（S）、モラール（M）などの経営要素を全社的に管理するためのものである。これら部門横断的機能の管理のために委員会・会議体を使うときには、これらの機能を円滑に進め、QMS全体としての効果を効率的に上げるために、調整、支援、促進などのために管理部門を置くこともある。例えば、品質や安全は、組織を構成する各部門で実現するが、その実現を支援し調整するために、品質保証部門、安全管理部門などを置くことがある。これは単なる事務局ではなく、組織全体としての課題の認識、それに基づく経営企画、部門間調整、委員会・会議体の切り回しなどの能力を要求される重要な部門である。

こうした部門を設置するには人件費を中心とするコストが必要となるので、投資効果を検討しなければならないが、一般的にみて組織全体として重要な機能であり、部門をまたがる調整・統合や現業部門の支援が必要で、また組織全体としての企画が重要である場合には、これを主管する部門を設けるべきでる。例えば質・安全について、その重要性を認識して質・安全への取組みを推進する委員会（質・安全委員会、医療安全推進委員会など）を立ち上げ、質・安全のためのシステムを検討し組織化を進めていくと、各部門において質・安全のレベルアップのための活動を推進し、その推進状況を把握し、必要に応じて支援・調整し、また戦略を定めるなどの企画のために専任者が必要なことが分かってくる。産業界で品質保証や品質管理の部門のない企業は考えられないが、医療機関においては存在するほうが少なく、まさに前近代的状況にある。推進委員会は何をすべきか、危機感をもって検討すべきであろう。

4 方針管理とは

方針管理とは、環境の変化への対応、自社のビジョン達成のために、通常の管理体制（日常管理の仕組み）の中で満足に実施することが難しいような全社的な重要課題を、組織を挙げてベクトルをあわせて確実に解決していくための管理の方法論である。

経営環境が静的であれば、そして組織の目的が適切に定められ、それが各部門の目的に適切に展開されて妥当な日常管理の仕組みが構築され、さらに部門横断経営としての経営要素管理(機能別管理)が適切に運営されれば、これで組織運営はほぼうまくいくはずである。方針管理は、この2つの管理では十分に対応できない「変化への対応」に焦点をあてた管理である。マネジメントにおいては、ある与えられた環境での静的な管理が基本であるが、経営環境の変化に応じた、全社一丸となった動的な管理もまた重要である。このために、組織は、少数の重要経営課題を設定し、これらの課題を達成するために、全社を挙げた体系的な管理システムを構築することが必要である。

実は、方針管理に類する管理はどんな組織でも実施している。ドラッカーの提唱した目標管理(MBO:Management by Objective 目標による管理、MBR:Management by Results 結果による管理)は、組織目標の達成のための組織を挙げた取り組みの1つの方法論を与えるものであった。目標管理の特徴は、目標の分解により各人の目標を明示することと、インセンティブによる各人の目標達成を確実にすることであった。

方針管理は以下に示すような特徴を有し、元祖目標管理に比べ、その目標達成率は遙かに高いものだった。方針管理の影響を受けて、いまでは目標管理も変身していて、事実上、方針管理と変わりない。

・重点を絞った合理的かつ明確な全組織的(全社、全事業部)方針の設定(方針策定)
・各部門・各階層への十分な伝達・理解(方針展開)
・方針達成のための具体的方策の立案(具体的方策)
・実施過程における進捗チェックとフォロー(プロセス管理)
・年度末などにおける未達原因の深い解析(問題解決力)

4 日常管理

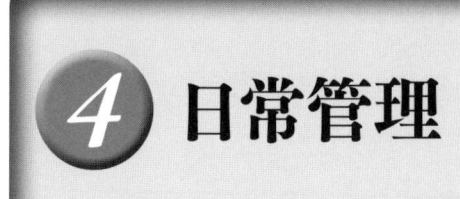

1 日常業務の管理

　QMSとして構築されたマネジメントシステムのもとで、それぞれの部門において、日常的に実施すべき業務を効率的、効果的に実施していくための管理が必要である。その基本は、部門が果たすべき業務のPDCAを適切に回すことである。
　PDCAの各ステップでは以下のようなことをすると前述した。

Plan 　　P1：目的、目標、ねらいの明確化
　　　　 P2：目的達成のための手段・方法の決定
Do 　　　D1：実施準備・整備
　　　　 D2：(計画、指定、標準通りの)実施
Check 　 C1：目標達成にかかわる進捗確認、処置
　　　　 C2：副作用の確認、対応
Act 　　 A1：応急処置、影響拡大防止
　　　　 A2：再発防止、未然防止

　日常業務の管理においては、PDCAの各ステップの上記の項目にあたることを、以下のように実施する。

Plan

①それぞれの部門が果たすべき業務が何であるか（どんな入力を得てどんな出力を出すのか）を確認する。
②それぞれの業務の目的が何であるかを明確にする。
③その目的の達成度合を測る尺度としての管理項目、および管理水準（目標）を明らかにする。
④その目的を達成するための手段・方法を明らかにする。

Do

⑤④で規定された従事者、部品・材料、設備、計測器についての要件を満たす活動を行う。
⑥④で規定された手順に従って実施する。

Check

⑦⑥の結果を③で規定された管理項目で把握し、管理グラフなどに記入する。
⑧③で規定された管理水準内にあれば⑥に従って業務を継続する。

Act

⑨管理水準外にあれば、然るべき応急処置をとる。同時に原因を究明する。管理項目、目標、目的達成手段・方法に問題があれば③、④に戻り修正する。実施に問題があれば⑤、⑥に戻り、然るべき対策を講じる。
⑩重要な管理項目については、月次（または3カ月、6カ月）ごとに上記の管理状況を月報などの形で把握し、とくに慢性問題についての改善活動を計画的に推進する。

Planの①、②において実施すべき業務を確認し、その業務の目的が何であるかを明確にすることは、実はそれほど容易なことではない。「あなたの仕事は何ですか？」という質問に対して、何を実施しているかだけでなく、何のためにそれを行っているか、その仕事の目的を明確にすることが期待されているのである。これを体系的に行うために「業務の機能展開」を行うことがある。ここでいう機能とは目的という程度の意味である。その業務の目的を明確にして、必要に応じて展開し、さらにその目的達成のために何をする必要があるか手段に展開する。すなわち、「〇〇をするとはすなわち何をすることか」と「〇〇のためには何をすることが必要か」を考察して、何のために何をするかを明確にする。

Planの③の管理項目とは、各部門が自部門に与えられた業務の目的を達成しているかどうかを判断し必要なアクションをとるための尺度である。管理とは目的達成のための諸活動であるが、その目的がどの程度達成されているかを把握する尺度が必要であるということである。管理項目には、目的尺度と効率尺度の2種類があり得る。目的尺度とは、業務目的をどの程度達成しているかを把握するための尺度であり、効率尺度とは、その目的をどの程度の効率で実施できたかを測る尺度である。例えば、臨床検査業務においては、目的尺度として検査ミス件数、再検査件数などを使うだろうが、検査をどれほどの効率で行ったかを計るために単位時間あたり検査件数なども管理項目として使うことがある。

病院の日常業務の管理のためにどのような管理項目を設定すればよいか、十分に検討しなければならないが、イメージをつかむために、ものづくり企業の各部門の管理項目の例を挙げておく。

・設計：量産立上げ時設計責任トラブル件数、量産立上げ遅延日数、設計変更件数
・組立：検査発見組立ミス件数、組立責任市場クレーム件数、組立内発見ミス件数、直行率

・検査：不良品見逃し件数、良品を不合格とした件数
・サービス：サービス即応率、再修理件数
・販売：納期遵守率、発注変更率、売上高、受注高

　Planの④のためには、フローチャート、マニュアル（規程、標準書、要領など）、帳票を明確にする必要がある。目的達成のために必要なプロセス条件の最適化を図り、この手順に従って実行できるようにするのである。プロセスフローチャートのようなもので、誰（どの部門）がいつ何をするか明確にすることも必要である。

　これらの手順書類には、手順を実施する前に満たされていなければならない要件（例えば、従事者の資格または必要な教育・訓練、部品または材料が満たすべき要件、設備、計測器の保守など）についても、あらかじめ定められていなければならず、これに従ってDoの⑤において実施の準備がなされる。

　Doの⑥では、原則としてPlanの④で定められた通りに実施すること、あるいは定められた通りに実施して満足な結果が得られるようにすることが重要である。もし、手順が適切でないために結果が思わしくないときは、実施者が勝手に手順を変えるのではなく、正しい手順を関係者で共有し、それを手順に反映したうえで実施をすべきである。

　Actの⑨においては、当面の目的を達成するため、異常が発生したとき迅速・正確・誠実にその異常現象を除去し影響の拡大を防止する。同時に、それだけに終わらせず、固有技術、マネジメントシステムに対する異常原因の除去という再発防止のための是正処置をとる。これによって、業務目的を達成するうえでの組織の管理能力をレベルアップさせることができる。

　そして、Actの⑩において、個々の管理外れへの対応だけでは不十分な事象に対応するため、重要な管理項目について、毎月（または3カ月、6カ月ごとに）、管理状況を把握し、とくに慢性的な問題について改善を推進する。

2　業務機能展開

　日常管理体制の構築にあたって、まず明らかにしておかなければならないのは、自部門あるいは自己の業務の内容である。何となく分かっているようで、何をどこまで何のために実施するのかと改めて問われると、はたと困ってしまうことが多い。実は、業務分掌が明確に定められている組織というものはそう多くはない。組織はよく組織変更を行う。そのたびに各部門、各委員会がなすべき業務を定義すべきだが、明確になっていないのではないだろうか。部門や委員会の名称で何となく分かったような気になるが、何のために何を実施すればよいのかよく分からないままに、各人がこれだと思っていることを実施しているのではないだろうか。

業務分掌が定められているとはいっても、例えば工場の生産現場であるとすると、「○○製品の加工・組立、などと簡単に記述されるのが普通である。これを受けて、自部門、自分が、組織全体のなかで何をすべきかを明らかにしなければならない。これを体系的に行う方法が「業務機能展開」である。業務機能とは、その業務が果たすべき機能というくらいの意味で、業務目的と言ってもよいかもしれない。業務の目的を必要に応じて展開し、さらにその目的達成のために実施すべき事項に展開する。

業務分掌が「××を○○する」であったら、まずは「××を○○するとはすなわち何をすることか」と目的を分解・展開していき、ある適度なレベルまで展開できたら、次に「××を○○するためには何をする必要があるか」、と目的達成に必要な手段に展開するのがよいだろう。「○○製品の加工・組立」をするとは何をすることかと展開してみると、「原材料・部品、製造する部品・製品の仕様、製造工程の仕様（製造条件などの指定）が与えられて、仕様の通りの部品・製品を、仕様通りの製造条件で、定められた量だけ、定められた時に提供すること」などと展開されるだろう。この展開の仕方は、アウトプットのQCDSE（Q：品質、C：コスト・効率、D：量・納期・タイミング、S：安全、E：環境）の側面に注目する方法である。

さらに、例えば「仕様通りの部品・製品を仕様通りの製造条件で提供する」ためには、部品・製品仕様を理解し、その仕様を満たすために指定された製造条件が合理的であることを理解し、その製造条件を満たす製造工程を準備し、作業標準に従って製造作業を行い、指定された検査などの品質確認を行うことなどが必要であるとして、これら実施すべき事項を明らかにしていく。

例えば、「看護ケア」という業務の機能展開に挑戦してみてはいかがだろうか（表5‐1）。

表5‐1　看護ケア

病状回復支援	入院における患者の安全維持	移動・歩行の安全	……
		感染防止	……
		褥瘡予防	衣類の清潔維持
			皮膚の清潔維持
			身体の圧迫防止
			……
		……	……
	生活面からの患者の健康促進	栄養摂取支援	食事の援助・指導
		……	……

3 管理項目、管理指標

　業務機能展開などによって、果たすべき機能、すなわち業務目的が明確にできたら、次にその業務目的の達成度合いを把握するための尺度、すなわち管理項目を定める必要がある。管理とは「目的を効率的に達成するための諸活動」だから、科学的・合理的な管理のためには、目的達成度合いを的確に測る尺度を設定しておく必要があるということである。

　さて、目的達成度合いを的確に測る尺度をどのように定めればよいのだろうか。日常管理の進め方の説明において、ものづくり企業の管理項目の例をいくつか挙げた。「組立」については、検査発見組立ミス件数、組立責任市場クレーム件数、組立内発見ミス件数、直行率を挙げた。これらの管理項目の意図を考察しておこう。

　「検査発見組立ミス件数」「組立責任市場クレーム件数」は、検査や市場において発見された組立に責任のあるミスの件数である。組立にとって"後工程"である最終検査、出荷検査、市場において把握できる、組立工程の仕事の質の反映を見ていることになる。「組立内発見ミス件数」は、同様の意味で、自工程内部において発見できたミスの件数で、組立工程での仕事の質を測ろうとしている。組立内発見ミスには、組立工程で発見した、前工程の品質不良、例えば部品・材料の不良、ユニット不良も含まれているので、組立ミスとは区別して把握しなければならない。「直行率」とは、一連の工程のいずれにおいても合格と判定され続けストレートで良品となる率のことである。途中で不良になっても修正によって最終的に良品として出荷されるものはいくらでもあるが、そうした紆余曲折なく良品になる率を測るものである。一連のプロセスを構成する単位工程の良品率を掛け合わせたようなものと考えればよく、1つでも出来の悪い単位工程があれば直行率は良くならず、組立工程の総合的な良さを表している尺度ともいえる。

　前項（2）業務機能展開で取り上げた「看護ケア」について、どのような管理項目が考えられるか、それぞれの展開レベルで考察してみよう。「病状回復支援」という包括的なレベルの特性は提供される医療の総体的な効果であり、設定はかなり難しい。治癒率、生存率、在院日数などは総合的でありすぎて、看護ケアによる支援の効果を切り出すことは非常に難しい。患者（または患者の家族）の看護ケアに対する感謝や苦情の件数や内容は良い指標とは思うが、これまた他の側面や要因の影響がかなり入る。結果の解釈を慎重にして使うべき指標であろう。

　その次の階層の「入院における患者の安全維持」はどうだろうか。看護ケアに関連する患者安全に関わるインシデント件数、その内訳としての与薬ミス（ヒヤリハットを含む）件数、転倒・転落件数、チューブ抜去件数などで把握できるかもしれない。いやむしろ、業務展開が適切に行われているならば、その下の階層で展開される患者安全のさまざまな側面ごとに設定するのがよいかもしれない。例えば、「移動・歩行の安全」であれば、移動・歩行中の転倒・転落、衝突、それらのヒヤリハットなどの件数が考えられる。「感染防止」は、多様な要因が考えられ、看護ケアの業務の質を測るという意味では難しいが、感染件

数が代表的な尺度になりうる。「褥瘡予防」についても感染防止と同様の難しさがあるが、褥瘡件数、褥瘡レベルなどが管理項目になりうるだろう。

次に、「生活面からの患者の健康促進」はどうだろうか。これも難しいが、患者の健康状態に関わるいくつかの面についての医師・看護師らによる官能評価の総合点のようなものを考えてもよいかもしれない。「栄養摂取支援」というケアの質の測定にも工夫が必要である。医師が期待する栄養状態と現実との差、栄養摂取の量などが考えられる。しかし、「支援」の質を直接測るためには、例えば、摂取不十分なときの支援を把握しなければならず、通常行われている摂取量で判断するときには、留意が必要である。

管理項目としては、この例のような目的達成の度合いを測るものに加えて、効率を測る尺度も必要である。管理とは、効率的に目的を達成するための諸活動だから、効率的かどうかを把握しておく必要があるということである。組立工程の場合、例えば、組立工数（ある単位組立作業に必要な時間）、工程内在庫（組立工程内に滞留している中間製品の量）、組立コストなどが考えられる。こうしたことを総合的に考えるには、アウトプットとして何が期待されているかを、QCDSE（Q：品質、C：コスト、D：量・納期、S：安全、E：環境）などさまざまな側面から考察するのがよいだろう。

医療の場合にも、総合的には、コスト、工数、在庫、納期などで把握できるが、どの業務の質を測っていることになるのか、慎重に判断する必要がある。上述の「看護ケア」の例では、看護に要した総工数、あるケアに要した時間、ケアに必要な機器・施設の稼働率などが考えられる。

さて、管理項目を設定するとき、どのような尺度を使えばよいのか困ってしまうことがある。組立工程の例を挙げるなんてずるい、単純で簡単だから、と指摘される方がいらっしゃるかもしれない。そうかもしれない。例えば、大学の先生は自分の仕事の管理項目としてどのようなものを設定しているか、なんていう意地悪な質問が来そうである。筆者は、まず目的を明確にすることから始める。それが上で考察した業務機能展開である。次に、ある1つの業務機能について、それがうまく運営されている状態とそうでない状態について例を挙げて考察し、それを管理尺度のヒントにする。例えば「教育」なら、有用な学生を社会に輩出できているのが良い状態と考えれば、就職先（企業）のランク、就職先の受入担当者の評価、資格試験合格者数などを考えるかもしれない。重要なことは、これらの尺度だけでは、すべてを測れないことを認識することである。それを手がかりにして、管理目的が達成できているか総合的に判断する尺度、それが管理項目である。

上述の「看護ケア」の場合にも、それが総合的な場合、そして支援、管理業務である場合、管理項目の設定が難しいことを経験した。複雑で総合的な業務の質を少数の項目で端的に測れるはずはなく、ある項目からどこまで何が言えるか考えて設定し、活用しなければならない。

管理項目設定の難しさについて考えているが、そもそも目的が多様であり、ときに互いに矛盾し、しかも目的そのものが明確に定義しにくいような状況で、その達成度合いを測

る尺度を決めるのはとても難しいことである。格好良い鮮やかな指標である必要はない。目的達成状況のある側面を反映する指標がいくつかあれば十分である。指標を設定することが目的ではなく、指標を通して目的が達成されているかどうかについて考察する契機になるようなものであればよい。洞察力があれば、定めた管理項目・管理指標の値の背景で何が起きているのか分析できるようになる。

私たちは数値にはからきし弱いが、数値なんてものは、何かの思惑で適当に決めた特性について、適当に測定して得られたもので、その信頼性などたかが知れている。格好良い指標の名称や、得られた数値に過度な期待をしていると裏切られるのが落ちである。例えば、○○件数などと言っても、全貌が正確に把握されるのは奇跡でしかない。管理項目・管理指標は重要だが、それさえあればきちんとした管理ができるとか、それがなければ管理できないとか言うものではない。いろいろ考えて設定するが、設定した特性で実態をどこまで把握できるかについては冷ややかに見ていて、その項目を用いて"管理"するときには賢く振る舞いたいものである。

管理項目の設定に際して、業務の種類によっては、これとは別の難しさもある。それは、その仕事の成果は誰によるものかという視点である。例えば、安全管理室の業務を取り上げてみよう。業務分掌としては、病院全体としての安全を実現するための支援、組織横断活動の促進、枠組み構築・改善、さらにはインシデントレポート処理の事務局、何か事件が起きた場合の対応などが規定されるだろう。こうした業務の目的達成度合いを測る尺度として、アクシデント件数を設定するかもしれない。しかし、よく考えてみてほしい。この件数が減少したとして、それは病院を挙げた活動の総合的な成果であって、安全管理室の寄与は一部でしかない。

安全管理、品質管理、原価管理、在庫管理など、一般に○○管理といわれる業務は、こうした側面について、良い状況にするための基盤構築、促進、支援が仕事で、こうした業務を「主管業務」ということがある。主管業務の出来映えを測るには、基盤構築、促進、支援の質を測るべきであって、安全、品質、原価、在庫などのレベルを測る総合指標だけでは不十分である。それはあなたの部門の貢献ではなく全社の貢献だ、あなたの部門がまっとうに活動しているかどうかをどう把握しているか示してほしい、なんて難しいお題を出されてしまう。支援の質を測るとすると、支援依頼に対して応えることができた比率、そのレベル、依頼者の満足度、迅速さなどを反映する尺度を考える。そしてこれらとともに事故件数などの総合尺度も設定する。組織全体の活動レベルを反映する良い尺度であるし、それは見方によっては主管業務の総合的な効果だからである。

同じような視点から、自分には直接の管理責任はないが関心を持つべき業務の出来映えを測る尺度を管理項目に設定しておく必要があることにも注意が必要である。このような管理項目を点検項目、点検点と呼ぶことがある。例えば、部下や同僚が直接の責任を持つ業務の管理項目がその例である。自分に間接的責任がある、影響を受ける、管理レベルに応じて自分が業務方法を変える必要があるときに必要となる管理項目である。

5 日常業務プロセスの管理

1 プロセスの考え方

　業務機能展開によって明らかになった、ある大きさのまとまった業務の管理のために、プロセスの概念が有用である。プロセスの概念といっても、人によって意味するところはいろいろだが、ここでは次の2つのことを意味しているものとする。
①ユニットプロセスの管理
②プロセスフローの管理

　①は、ある業務を、インプットをアウトプットに変換するプロセスと見なして管理することで、ある単一業務・要素作業を、インプットを受けて所望のアウトプットを出す活動と捉えるということである。図5-1にプロセスを構成する要素を記す。

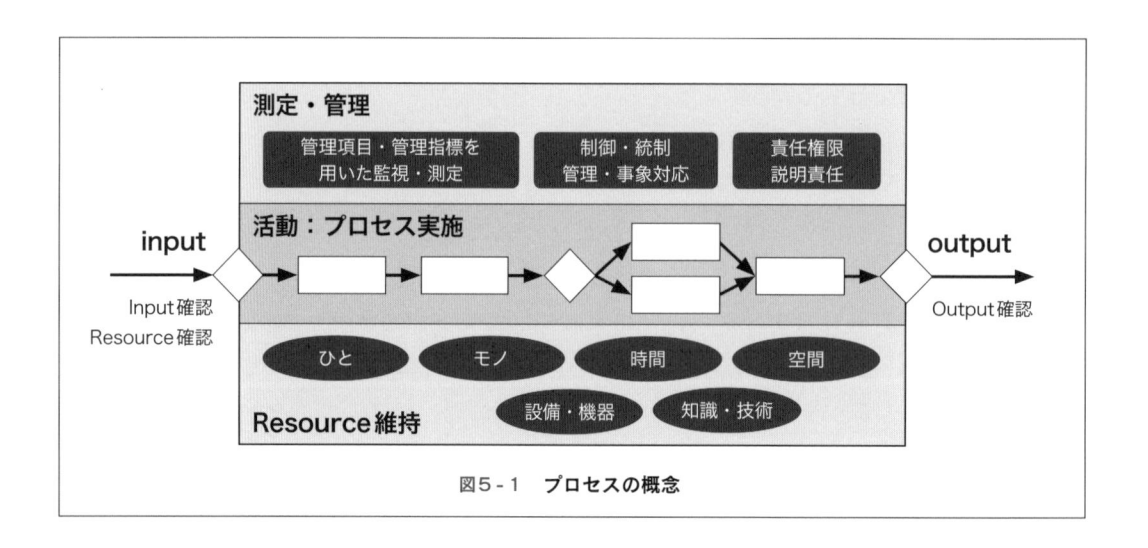

図5-1　プロセスの概念

　これらの要素について、それがどのようなものか以下に説明する。
・インプット：プロセスに入力され出力に変換されるモノ、情報、状態
　　例：モノ（原材料、部品、補助材、処理対象など）、情報（指示、入力情報、参考情報など）、状態（活動前の対象の初期状態）
・アウトプット：プロセスのインプットが変換されて出力されるモノ、情報、状態

例：モノ（製品、半製品、部品など）、情報（出力情報、知識、分析結果、知見など）、状態（最終状態）
・活動：インプットからアウトプットを得るために必要な諸活動
　例：実施事項、手順、方法、条件
・リソース：プロセスの活動を支え、また投入される広義の経営資源
　例：人材、供給者・パートナー、知識・技術、設備・機器、施設、作業・業務環境、ユーティリティ（電気、ガス、水など）、支援プロセス、支援システム、インフラなど
・測定・管理：プロセスの目的達成、活動状況を把握し管理するための測定・管理項目・管理指標、統制・介入、管理、責任・権限、役割分担など
　例：アウトプット特性、プロセス活動状況、プロセス条件特性など

2　プロセスの管理

　ある活動をプロセスと捉えるとは、目的（アウトプット）を得るために、何を受け取り（インプット）、どのような資源を使い（リソース）、どのような活動をするか（活動）、またその間どのような状況把握や介入をするか（測定・管理）を明らかにすることである。この図には、これらの関係に加え、インプット、リソース、アウトプットの確認も必要であることが記されている。図5-1の例を考えてみたい。検体検査が以下のような流れで実施されるものとする。

　検査指示→検体採取準備→検体採取→院内搬送→分析・測定前処理→分析・測定→報告
　このうちの検体採取プロセスについて、図5-1に具体的項目を付したものを図5-2に示す。

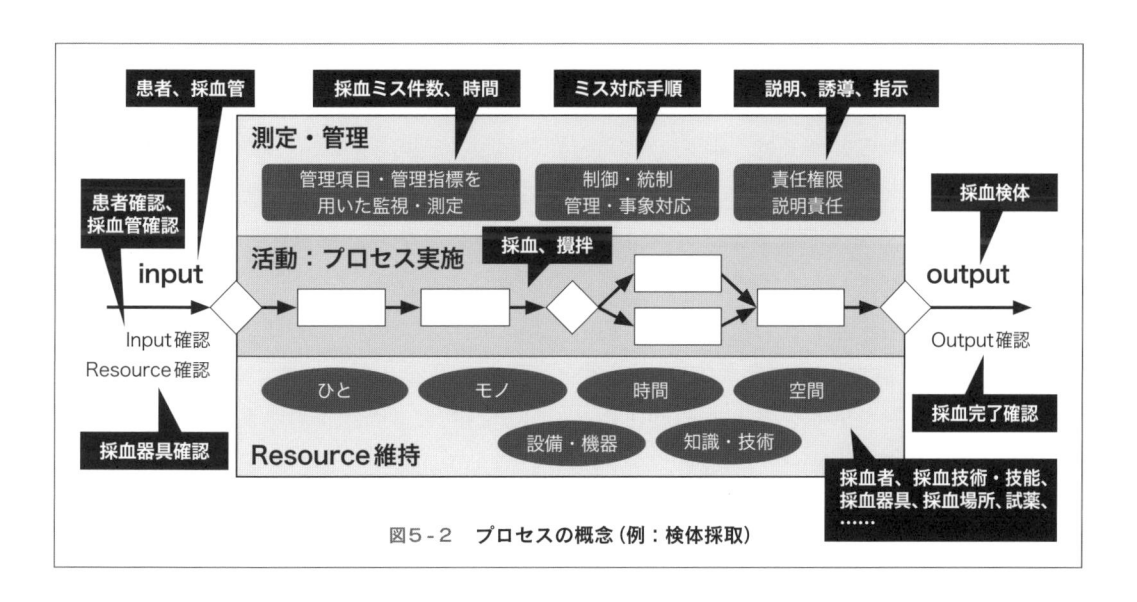

図5-2　プロセスの概念（例：検体採取）

3 プロセスフローの管理

　対象にしている業務がある程度大きいとき、インプットをアウトプットに変換するには一連の活動が必要になる。それら一連の活動は、ユニットプロセスの連結と考えることができる。どのようなユニットプロセスが必要になり、それらをどのような順序で、どのように連結してアウトプットを得るかを考察することが、プロセスの概念の第二の意味の「プロセスフロー」の管理である。

　例えば、検体検査について、検体検査全体としてのインプット、アウトプットなどを考えることもできるが、検査指示情報というインプットから、検査報告というアウトプットを得るまでに、採取準備、採取、院内搬送、前処理、分析・測定という活動が必要であり、それらの諸活動の各々をプロセスと捉えて、それらのユニットプロセスのそれぞれについてインプットやアウトプットなどを考察してプロセス管理の方法を考えるほうが、精緻な管理方法の考察ができるだろう。すなわち、ある業務について、それが適度な大きさ、適度な単純さのどのような活動から構成されているかを考察し、それぞれの活動をユニットプロセスとして管理することが現実的であろう。

　プロセスフローという考え方は、このようにある程度大きくまとまった業務がどのような小さな活動の連鎖で成り立つかの考察に役立つばかりでなく、これら小さな活動の間の関係の把握にも有効である。あるユニットプロセスのアウトプットが他のユニットプロセスのインプットになるという関係は容易に理解できる。上記の一連のプロセスがまさにその例である。他には、あるユニットプロセスのアウトプットが、他のユニットプロセスのリソースになることがある。例えば、検体採取で必要となる、採血者、採血技術・技能、採血器具、採血場所、試薬などのリソースを準備するプロセスが、実は存在している。採血者のスキル向上プロセス、採血器具の準備プロセス、採血場所の清潔維持プロセス、試薬準備・管理プロセスなどである。

　プロセスフローには、こうしたユニットプロセス間の関係のみならず、プロセスの流れの構造も表現される。例えば、試薬の準備・管理は、上記の検体検査プロセスと並行して行われる。上記の例には含まれていないが、状況に応じて次に実施することが異なる（分岐）ことや、必要に応じて何回か繰り返す（反復）ことがあるかもしれない。こうした仕事の流れの構造を理解することも業務の設計には重要なことである。

　さらに、これら業務の流れにおいて、担当部門・担当者、管理の責任・権限などを決めることも重要であり、プロセスフローの図を、縦軸を業務の流れ（フェーズ）、横軸を担当部門として描くこともある。この図によって、比較的大きな固まりのある業務を実施するために、どのような順序・構造で、どのような活動が必要であり、それぞれをどの部門が担当するかを表現することができる。

6 作業・業務マニュアル

1 作業標準の位置づけ

　ユニットプロセスの管理のためには、目的を達成するために（アウトプット）、何を受け取り（インプット）、どのような資源を使い（リソース）、どのような活動をするか（活動）、またその間どのような状況把握や介入をするか（測定・管理）を明らかにする必要があると上述した。質の良い業務をするためには、ユニットプロセスの要素となっている活動をどのように実施するか、その良い方法を規定しておくことが重要である。その実施方法を規定した作業マニュアルをどう作り、どう活用すべきか考えてみたい。

　ここでいう作業マニュアルの対象となる要素は、上述のユニットプロセスの構成要素のいずれでもあり得るが、重要なのは「活動」＋「測定・管理」と「リソース」にかかわるマニュアルであろう。活動＋測定・管理が重要であることは、理解できると思う。リソースにかかわるマニュアルとは、そのプロセスの活動を支え、また投入される経営資源、例えば、設備・機器、作業・業務環境、ユーティリティ（電気、ガス、水など）の"維持"の仕方についてのマニュアルである。

　作業・業務マニュアルについて考察するにあたって、ものづくりの現場で作業標準がどのように運用されてきたかを概観してみることにする。効果的・効率的に要求を満たすために必要な作業・業務の方法は、作業標準、業務標準、業務手順、業務マニュアルなどとして文書化されるのが普通である。

2 作業標準の記述内容

　製造作業（業務）標準に記述する内容は多種多様だが、おおよそ以下のようなものが含まれている。
・作業・業務の目的
・作業対象物、使用材料・部品
・作業・業務の手順・方法
・作業・業務従事者、必要な資格・能力
・作業・業務の時期・場所

・使用する設備、金型・治工具、補助材料
・品質基準、その計測方法
・品質、安全上で注意すべき事項
・異常処置の方法

3 2種類の作業標準

　製造においては、作業（業務）標準を2つのタイプに分けて運用するのが普通である。例えば、製品Aの最終組立ラインのある工程の作業標準であれば、どこにどの部品をビスで留め、どの部品をどこに半田づけし、どう配線するかを指示するような標準と、ビス留め、半田づけ、結線、性能測定などの要素作業の手順、方法を規定する標準である。前者は、配線や組立手順など製品ごとに定められる標準、および設備・試験機器の操作方法など装置ごとに定められる標準である。後者は、製品が変わっても共通的に行われる要素作業に関する標準である。ある製品を正しく作るために、要素作業標準で規定される方法に従って、その製品を成立させるために必要な要素作業を過不足なく行うという考え方に従うものである。

4 作業標準の作成・維持・管理

　作業（業務）標準は、実施すべき作業・業務についての分析（作業・業務内容とその結果の間の関係の解析・理解）と最適化（望ましい結果を得るために必要な作業・業務の内容）の最終成果であり、要求品質を効率的に実現するための作業およびその手順を文書化したものと位置づけられる。その意味で、作業（業務）標準は、製造作業、サービス提供行為に関して「良いと分かっているモノや方法」である。
　したがって、作業（業務）標準は、遵守されなければ意味がないし、同時にその有効性についても常に見直しが行われ、必要に応じて改訂されなければならない。標準化はベストプラクティス共有の経営ツールと言えるが、真にそうであるためには、必要に応じて見直し改訂しなければならない。これを継続的に実施するために、標準を維持・管理する機能をQMSの1機能として装備する必要がある。問題が発生し、標準に問題があることが明らかになったら、標準を改訂し、その内容を然るべき部門・人に伝達し、それに従って作業・業務が実施されていることを確認する仕組みが必要である。

5 作業標準の内容の教育・訓練

　通常、新しい作業（業務）標準は技術者・管理者によって起草される。しかし、作成し

ただけで作業・業務の質と効率が保証されるわけではない。関連する管理者、監督者、作業・業務従事者がその内容を理解しなければ何の意味もない。必要なら教育・訓練を行わなければならない。

　作業・業務の教育・訓練においては、単にその内容だけでなく、結果が後工程に及ぼす影響、完成品の品質や最終的な仕事の結果に与える影響についても理解を得ることが大切である。作業・業務にあたって、作業・業務に従事する人には以下のことが望まれる。
・作り込むべき品質を十分に理解していること
・その方法で実施しなければならない理由を理解していること
・品質の達成状況を確認することができること
・要求に適合しない場合は、工程、作業を調整できること
・品質達成のための動機づけがなされていること
このため、作業・業務標準の教育・訓練においては以下の考慮が必要となる。
・現場で現物を用いて教え、実際に作業させてみる
・標準を守らないとどんな結果になるのかを教える
・標準の行間ににじみ出る作業・業務ノウハウを教える

6　作業標準の記述レベル

　さて、作業・業務標準はどのくらい詳細に書けばよいのだろうか。実は、これは古くから議論されてきた話題である。作業・業務標準は、目的を達成するための手段を規定するものである。目的を示されただけでどうすればよいか分かるなら、その実現手段を事細かに指定する必要はない。どうすればよいか簡単には分からないというのなら詳細に規定する必要がある。記述の詳細さについての判断基準はここにある。

　それでは、目的達成の手段が分かるかどうかは何で決まるのだろうか。1つは、その作業・業務の特徴、性質による難しさである。その作業・業務遂行にかかわる技術の成熟度に依存するということである。もう1つは、その作業・業務に従事する人の能力（知識、技能）である。適度な詳細さの作業・業務標準を作成するためには、想定する実施者のレベル、あるいは前提としている教育・訓練の内容を明確にしておく必要がある。

7　作業標準の理解と実施

　作業・業務標準の目的は、作業・業務の質の確保にある。これらの標準に従い、必要な力量（教育・訓練、経験などで培われた能力）を持った人々が定められた通りに作業・業務を実施する。そのためには、作業・業務に従事する人々が、標準の内容を理解し、標準通りに実施できるように技能を習得しておくことが必要である。作業・業務に携わる人々

は、
- 「何をするか」（目的）
- 「どのようにするか」（方法、手段）
- 「なぜそうするか」（根拠）

が分かっていなければならない。

　第2項の「どのようにするか」は、第1項の「何をするか」の詳細手順、あるいは作業・業務のノウハウやこつで、レベルの高い作業・業務に必要な知識となる。第3項の「なぜそうするか」が重要である。そうすることによって質と生産性が保証される根拠、そうしないとどのような不具合が生じ、それがどのような意味で製品・サービスの質に悪影響を与えるかを理解していないと、標準通りの正しい作業・業務を持続して遂行してもらえないからである。

　標準の内容の理解とともに、その通り実施できる"腕前"もまた必要である。いわゆる技能レベル、スキルを確認し、必要に応じて訓練することが重要である。知識教育と一体となった訓練プログラムを用意し、資格認定の仕組みを考えてもよい。座学や業務を離れた訓練（Off-JT）ばかりでなく、業務を通じての訓練（OJT：On the Job Training）を考えるのもよいことである。

　質の高い作業・業務は、標準通りの作業・業務の実施によって保証されるので、常に合理的な作業標準、業務標準を維持することが肝要である。そのためには、教育・訓練とともに、標準に問題がある場合、あるいは改善の余地がある場合、それを速やかに検討して、標準の改訂に結びつける仕組みが必要である。作業・業務に携わる人々からの標準に対する質問、疑問、意見、提案を受け付け、迅速に採否を決め、改訂した場合にその内容の周知を図る仕組みである。これらが、人々の意欲向上につながり、何よりも「正しいことを決め、共有し、それを守って、レベルの高い仕事をする」という価値観、文化の醸成をもたらす。

7 プロセスの維持と改善

1 プロセスの維持

　製品・サービスの提供において重要なことは、安定した提供、すなわちプロセスの管理状態の維持である。その基本は、標準に従って作業・業務を実施し、もし目標通りの結果が得られなかったら、状況に応じて適切な処置をとることである。管理状態の維持の基礎となるのは、作業標準・業務標準に定められた方法を忠実に守って作業・業務を実施し、その結果を確実にチェックし、問題あれば修正することである。このことは、言うは易しく行うは難しい。成否は、良い結果が得られるという技術的根拠のある標準・手順類の制定と、作業・業務を行う人に対する教育・訓練の質にかかっている。

　"管理状態"とは、標準で規定した通りの作業・業務を行い、標準で規制することで防ごうとしている外乱となるバラツキ要因が管理され、あっても仕方がないと考えていた要因によるバラツキだけでプロセスが変動している状態である。標準を定めて、作業・業務を規制するとは、許されないバラツキを防ぎ、入り込んでもよいと諦めているバラツキだけにすることである。何もかもきちんとして、バラツキをゼロにしようと考えているわけではない。バラツキには、許されるものと許されないものがある。

　標準が不完全であると、思わぬ大きなバラツキが発生する。標準通りに実施しないと、想定していなかったバラツキが発生する。こうしたプロセス変動があるかどうかを、プロセスの状態を表す指標を監視することによって判断する。

　もし、通常と違うということが分かったら、まず応急処置を行い影響が拡大することを防止する。さらに異常の原因を追究して、その原因を除去する対策をとる。この活動が確実に行われれば、そのプロセスは速やかに安定したものとなるだろう。安定した"予測可能な"プロセスを作り上げること、これがプロセス管理のねらいである。

　プロセスの異常を検出したら、異常原因を追究し、応急処置を実施し、関連部署に連絡し、再発防止策を実施するなどの活動を、生産・サービス提供の現場の作業者、監督者、管理者がそれぞれの責任と権限において確実に実施しなければならない。このような管理活動を組織的に実施するための管理ツールとして、生産現場などでは「工程異常報告書」が使われる。そのねらいは、

・工程の異常発生を記録し、報告し、伝達する

・原因追究、対策についての進捗を管理する
・原因および対策の内容を記録する
・製造管理、サービス提供プロセスに関する技術を蓄積し、将来に活かす
などである。
　工程異常報告書の書式もさまざまだが、以下のようなことを記述するのが普通である。
・異常現象の記述
・生産・サービス提供の現場による原因の解析の内容、応急処置の内容
・根本原因追究の担当部署、分析の内容
・再発防止策、対策の効果の確認
・恒久処置の内容、その実施計画、恒久処置の進捗記録
　こうして、発生した異常を速やかに除去し同時に組織として"賢くなる"活動を展開する。

2　プロセス、システムの改善

　日常業務の管理の基本は、PDCAサイクルを回すことによって、なすべき業務として規定されている、各部門・各人の担当業務の目的を達成することにある。PDCAサイクルのなかで、C（Check：確認）とA（Action：処置）は、業務の目的を達成するための修正、やり直し、応急対応などが基本になるが、同時にその原因を分析してP（Plan：計画）にフィードバックすることも行う。すなわち、目的が不明確、不適切であればそれを直すし、目的を達成するための手段、手順、プロセスに問題があれば改善する。これによって、この業務遂行プロセスの"レベル"が向上する。

　日常業務の管理には、ルーチンワークを清々粛々とこなすばかりでなく、実施する方法の改善も含まれる。プロセスの管理において最も重要なことは、プロセスの維持であることは間違いないが、それだけでは不十分だということである。どんなときにも技術やマネジメントシステムは完全ということはなく、計画した通りに実施すれば満足できる製品・サービスを生み出せるプロセスを最初から構築することは難しいからである。不満足な状況が発生したら、継続して確実に解消することが重要である。一件ずつの改善は小さいが、継続は力、この努力を積み重ねることで大きな進歩を遂げることができる。

　プロセスの改善を進めていくと、それらプロセスの集合体としてのQMSの改善に発展する。複数のプロセスに関係する問題、複数のプロセスに共通の基本的問題、そもそも複数のプロセスで多様な望ましくない現象が現れる遠因・誘因となっているシステムの問題などがあるからである。こうした問題に遭遇したときに、これに組織的に取り組める体制を構築しておく必要がある。例えば、QMS全体にかかわる問題を検出するためのシステム要素である、内部監査、マネジメントレビュー、組織的改善・改革を進めるための管理体制を充実させることによって、システム改善が進む。

8 全員参加の改善

1 全員参加の改善の意義

　プロセス、システムの改善は関係者全員の参画で行うべきである。問題の真の姿は当事者が一番よく知っているからである。とくに、現場第一線の人々に問題意識・改善意識を持つことの重要さを説き、問題解決の方法論と手法を習得してもらった上で、日常の維持管理活動の中で改善を行える組織運営を行うことの意義は計り知れない。第一線の人々にも大いなる創造性が要求されることになる。言われたことだけを忠実に行うという枠を超えて、自主性、主体性、積極性が醸成されることだろう。この結果として、自分（たち）の仕事と提供する製品・サービスの質との間の関係が理解できるようになる。職場の中での自分の仕事の位置づけを理解できるようになる。生産やサービス提供に用いる機器、設備、道具、情報システムなどの動作原理、構造、論理などが分かるようになる。そして、自分たち自身で主体性を持って問題解決を行うような組織ができあがる。

2 小集団活動─QCサークル

　産業界には、全員参加の改善を進める1つの形態としてQCサークルという興味深い仕組みがある。QCサークルとは、同じ職場内で品質管理活動を自主的に行う小グループのことで、1962（昭和37）年に始まったとされている。この年にQCサークルの全国組織ができたためにそう言われているが、実際には、それ以前から職場の仲間が集まって自主的に品質管理の勉強をし、改善を進める職場運営が行われている職場もあった。その代表は1950年代の鉄鋼業におけるJK活動（J：自主、K：管理）で、これがQCサークルの原型といえる。

　QCサークルには、「QCサークル綱領」とか「QCサークルの基本」などのバイブル的指針があり、「QCサークルと名乗るからには……」などという石頭のオジサンもいるので、型にはめずに運営するために、「小集団活動」というような一般的な呼び方をしている場合もある。呼び名はどうでもよく、全組織的な品質マネジメントの一環として、全員参加で、自己啓発、相互啓発を行い、QC手法を活用して職場の管理、改善を継続的に行うという仕組みの存在が重要である。このような活動によって、職場での問題解決に成果を上

げるとともに、人々の能力開発・向上、品質管理の考え方や手法の普及に貢献できる。
　QCサークル活動が品質管理における日本発の画期的組織運営方法であったために、「QCサークル活動＝TQM（総合的品質管理）」あるいは「TQM＝方針管理＋QCサークル活動」という誤解が広まったこともある。現に、そのように理解してTQMを導入したと称していた病院もいくつかある。TQMが幅広いことは第2章［4］項で述べた。QCサークルしかやっていないのにTQMと名乗ることはけしからんことだなどと狭量なことを言う必要ない。ただ、QCサークルを効果的に運用するためには、日常管理、方針管理、組織的改善活動、問題解決法の習得、運営推進組織の設置、管理者の理解・指導・支援などにまで視野を広げることが重要と認識しておく必要はあるだろう。

3　小集団活動の運営

　病院においては、同じ病棟内の看護師が数名でサークルチームを作り、身近な改善テーマに取り組むという運用が考えられる。必ずしも同じ職場内でチームを作ることにこだわる必要はないが、空いた時間を利用して改善活動に取り組むとすれば、すぐに集まることのできるメンバで構成することがサークル活動を効果的に進める1つの方法であろう。QCサークルのねらいは、大きな改善効果にあるのではなく、むしろ全員参加の風土作り、改善手法や考え方の習得など、職員の意識改革と教育を主眼に置くことが大切だと考えることが重要である。したがって、看護部の場合であれば、管理者層が改善手法や考え方の教育、チームの構成、テーマの決定、活動のスケジュールなどについて適切なアドバイスを行い、積極的に関与することが必要である。
　QCサークルで取りあげるテーマは限定されているわけではない。消毒液の量を減らすといったコスト削減でもよいし、ミスを減らす、接遇方法を改善するといった質の問題でもよいと思う。テーマは画一的に決められているものではないし、用いる手法や成果の発表方法に決められた形式があるわけでもない。管理者は、それぞれのテーマに応じて適切な方法を用いることを指導していくべきである。病院内でQCサークル大会を開催することは、種々の点で効果的であると思う。いろいろな改善事例を学ぶことで手法や進め方の教育の機会となるし、優秀なチームの表彰でサークル活動の活性化にもつながる。

4　5S

　産業界には「5S」という不思議な組織改善運動もある。表面的に見ると「そんな小さなつまらないことを大のオトナが……」と思えるのだが、実は強力な経営改善ツールである。基本動作の徹底、業務遂行の基盤づくり、職場の観察眼の強化、全組織一丸の体制など計り知れない効果がある。やることはその気になれば誰でもできることだから、品質や安全

への取り組みへのキックオフ活動と位置づけて導入することもある。

5Sとは、整理（Seiri）、整頓（Seiton）、清掃（Seiso）、清潔（Seiketsu）、しつけ（Shitsuke）のことである。ただ単に職場をきれいにするというような表層的な目的のために行うのではなく、この活動を通じて標準化、標準の遵守、3現主義（現場・現物・現実）、目で見る管理などを教育し、現場での問題発見能力、解決能力の向上をねらいとして行われる人材育成プログラム、業務システム基盤整備プログラムである。

1）整理：整理とは、必要なものと不要なものを区分し、不要、不急なものを取り除くことである。必要と不必要を分けるにはその判断基準が必要であり、それが標準である。現場の作業方法では必要と認められていても、その場所にそれだけの量が必要か、改善の余地はないかを検討し、より良い方法が見つかればそれを新たに標準として定めている。

2）整頓：整頓は、必要なものを決められた場所に決められた量だけ、いつでも使える状態に容易に取り出せるようにしておくことである。探す無駄をなくすことが目的である。

3）清掃：清掃は、隅々まできれいに清掃し、問題点が分かるようにすることである。目的は、きれいな職場で気持ちよく働けるようにするという環境作りと、隅々まで目を光らせることにより問題を発見することである。

4）清潔：清潔は、汚れを取り除き、発生した問題がすぐ分かるようにしておくことである。清潔は清掃を行うことで達成されるわけだが、清掃は隅々まで観察して点検することに力点が置かれており、清潔はその結果としてきれいになっていることを強調している。

5）しつけ：しつけは、決めたことを必ず守るように指導することである。また、問題が問題であると分かり、自主的に解決できるように指導、訓練することでもある。これには、挨拶、言葉づかい、話し方や服装を整えるなどの人としての礼儀作法とともに、標準作業を守る、モノを決められた位置に置く、機器の取扱いを決められた方法で行うなど仕事の実施方法の教育も含んでいる。

5Sとは要するに、職場での仕事に必要なものだけが置かれているか、必要なものがいつも同じ場所に置かれているか、必要なものがきれいな状態になっているか、いつ見てもその状態が保たれているか、その状態が保たれるように標準化・手順化されているか、という問いに答えられるようにする活動である。これらが品質、効率、安全の確保の基本になっていることは理解できるだろう。例えば、作業ミスの防止に効果があり、また設備、器具などの故障の早期発見やメンテナンスの促進にもつながる。さらに、5Sは1人でも実行しない人がいれば実現できないので全員参加を促すが、これによって参画意識が高まり、全員の協力のもとに目標を実現するといった意識の高揚にも有効である。

医療においても職場環境を整えることは重要である。ただ職場をきれいにするだけでなく、標準化、点検による問題発見、整然とした状態にすることによるミス防止などの効果をねらって取り組みたいものである。

9 方針管理

1 方針管理の意義

　経営における3つの管理の3番目に挙げた方針管理について考えてみたい。すでに概要を説明したが、方針管理とは、経営環境の変化への対応、経営ビジョン達成のために、日常管理の仕組みだけで実施することが難しいような全社的な重要課題を、組織をあげて確実に達成していくための経営管理の方法論である。

　経営環境、すなわち市場・顧客、技術動向、競合状況、そして自社の能力にそれほどの変化がなければ、適切に定められた組織の目的を合理的に達成するために、適切な構造(部門構成)の組織を作り、組織の目的を各部門の目的・目標に適切に展開して、適切に構築された日常管理の仕組みを運営し、さらに部門横断管理としての機能別管理(経営要素管理)を適切に運営すれば、これでうまく乗り切っていけるはずである。方針管理は、この2つのタテ・ヨコの日常的な管理体制では不十分な、全組織が一丸となって取り組むような"変化への対応"に焦点をあてた運営管理である。清々粛々とした静的なマネジメントは基本としてもちろん重要だが、同時に、経営環境の変化に応じた、全組織一丸となった動的な管理もまた重要である。このために、組織は、少数の重要経営課題を設定し、これらの課題を達成するために、全組織をあげた体系的な管理システムを構築することが必要である。

　実は、方針管理は、日本の品質管理(TQC：Total Quality Control、総合的品質管理、全社的品質管理)が生んだ経営管理の方法論である。TQCにおける日本発の方法論には、QCサークル(小集団活動)、QCストーリー(QC的問題解決法)、特性要因図、QFD(Quality Function Deployment、品質機能展開)などがあるが、経営に与えた影響の大きさは方針管理が圧倒的である。1980年代初めに日本的品質管理が世界の注目を集めたが、欧米の経営管理層を喜ばせたのは方針管理であった。経営トップ層が「こうしたい」と思うことを、組織をあげて実現する経営手法だったからである。

2 組織一丸管理へのプロセス管理の適用

　方針管理がねらいとしている、組織一丸の経営管理は、どんな組織でも実施しようとし

ているものである。「目標管理」という管理手法をお聞きになったことがあると思う。20世紀最高の経営学者といってよいドラッカーが提唱したものである。もともとは、「目標による管理」（MBO：Management by Objectives）とか「結果による管理」（Management by Results）といわれていたが、その目標管理の特徴は、目標の分解によって各人の目標を明示することと、インセンティブによる各人の目標達成を確実にすることの2つであった。「目標、結果による管理」とは、各人に具体的目標を与え、得られた結果で管理する方法という意味である。これは目標の明示、その展開、到達結果と目標との差異を起点とするフィードバックという点で、管理の基本を踏まえた正統的な管理手法であった。しかしながら、目標管理の目標達成率はあまり高くはなかった。目標は明示したが、達成手段に対する考察が弱かったからである。

方針管理は、同じねらいを持った経営管理手法といえるが、その目標達成率は非常に高い。それは、方針管理が、実現可能性も考慮した目標の展開、目標達成の方策・手段への展開、実施過程における「プロセス管理」の原則の適用、年度末の大々的な「反省（振り返り）」などの特徴を持った手法であったからである。いまでは、目標管理も方針管理の影響を受けて、事実上、方針管理と変わらないものとなっている。目標管理を変身させた手法として、方針管理は高く評価されてよい経営手法である。

3 管理項目

日本の品質管理の発展過程において、経営管理全般にまでもの申すような「方針管理」という大それた経営手法を提案するにいたる経緯・背景には興味深いものがある。それは1960年代半ば、品質のための全社的管理の体系的方法論の検討の過程で行われた「管理」について深い考察から生まれた。

管理とは「目的を継続的に効率よく達成するためのすべての活動」なのだから、まず目的を明確に決める必要がある。目的達成レベルとしての目標の明示のために目的達成度合いを測る尺度を決める必要がある。そして目的を実現するための方策・手段・方法を決める必要がある。これ組織で体系的に行うにはどうしたらよいだろうか、などということを飽きもせずに実践しながら検討していた。これはPDCAサイクルのP（Plan：計画）において実施すべき事項である、目的・目標の明確化、目的達成手段の決定について詳細に検討したことにほかならない。

まず「管理項目」についての熱い議論が延々と続いた。管理項目としてどのような項目・特性を定めるかについては日常管理の項で説明した。当時の議論の中心は、ある1つのプロセス・機能・活動の管理項目というよりは、組織をあげた体系的な管理のための管理項目の体系、管理の方法論についての検討であった。「管理項目一覧表」（ブリヂストン）、「旗管理方式」（小松製作所）、「管理項目・点検項目」などである。いずれも管理項目間の関係、

組織全体としての管理項目の体系に関心があった。点検項目とは、自分・自部門では直接に介入・管理できず結果を確認して何らかの限定されたアクションをとるための項目という意味だったが、いまでは廃れてしまった考え方である。管理項目の体系、体系的管理の方法論の検討は、その後すぐに日の目を見る「方針展開」「方策展開」に直結する話題でもあった。

近年、BSC（Balanced Score Card、バランスト・スコアカード）という手法が広まっている。財務を中心とする経営管理指標に偏らず、①財務、②顧客、③プロセス、④学習・成長などに及ぶ、バランスのとれた管理指標を設定する必要があるというものである。アメリカ型財務中心経営に対する一種の警告・啓発としては秀逸な経営手法といえる。しかし、財務上の成功には、顧客満足が必須で、そのためには業務プロセス、さらに基盤としての組織インフラ・経営リソースが重要という構造を考えると、財務目的ではなく、社会・顧客に対する価値提供という組織の目的・使命がどの程度達成できたかを測るために、どのような管理項目・目標の体系を持てばよいかと考察すれば自然に導かれるもので、日本の一部の企業は、これを青臭く40年前には実践していたことになる。

4　方策展開

管理項目の次に延々と議論したことは、目的達成の手段の明確化についてであった。これは、Plan（計画）で実施すべき2つの事項のうちの第二項にほかならない。この第二の側面の欠けている計画を"夢まぼろし"、"幻想"、"白日夢"などというと、茶化すようなことは上述した。方向を示しただけで、ゴールへの道筋、方法を明確にしなければ目標は達成できない。ボケッと夢想していても、夢は実現しない。ビジョン、目的・目標、課題などを明確にするとともに、それらをどのようにして達成するかという方策との関係を熱心に検討したのである。WhatよりもHowが得意な日本人の面目躍如ともいえるが、「目標・方策展開表」などというものを開発した。手段への展開をすれば、当然、それを誰が担当するかの議論になるので、組織の上下・左右との調整方法も検討された。こうして方針管理のフレームワークができあがっていったのである。

10 方針管理のポイント

　すでに説明したように、「方針管理」は、組織一丸の管理の方法論を模索するうち帰納的に整理されてきた（品質）経営・管理の方法論である。かくあるべしと導出し、それを演繹的に展開したものではないので、理論的には美しくない要素がそこかしこに見受けられる。それでも、組織一丸の管理体制構築のために何が必要かと考えてみれば、ポイントを突いた特徴を有するなかなかの方法論である。これらの特徴を端的に説明するのは難しいが、筆者の独断と偏見をもって、以下の5項目に整理して考察してみたい。

①方針策定：重点を絞った合理的かつ明確な全組織的方針の設定
②方針展開：各部門・各階層への十分な伝達・理解（理解、周知）
③方策展開：方針達成のための具体的方策の立案（目的から手段への展開）
④進捗管理：実施過程における進捗チェックとフォロー（プロセス管理）
⑤原因分析：年度末などにおける未達原因の深い解析（教訓、フィードバック）

1　方針策定

　第一の「方針策定」は当然のことと思われるだろう。目標管理も同じねらいを持っていた。通常の企業が戦略を立案するときには、何であれ、これと思う方針・施策を明確に決める。そのなかで、方針管理の特徴は「重点を絞った」と「合理的な」を重要視するところにあると言える。

　方針管理がおもに年度方針達成のための経営管理手法として用いられている場合、しかるべき方針を策定するために、通常は、①中長期計画、②組織内外の情勢分析、③前年度の反省に基づいて、近い将来を含めた現状の課題を明確にする。

　上位に3～5年程度の中長期経営計画や、品質、技術、人材などにかかわる基本方針があれば、年度方針はそれらの上位方針を実現もしくは支援するものであるはずということである。変化に対応するためにはこれだけでは不十分で、組織内外の近年の情勢分析が必要で、これに基づく課題も明確にしなければならない。社会、市場、顧客、技術、競合、自社の業績、能力などを分析する。さらに、もっと具体的な分析素材として、前年度の実績の分析もある。前年度も方針を決めて組織をあげて活動したのだから、その過程で多くの知見が得られただろうし、新たな課題も認識しただろう。前年度から積み残しとなって

いる課題があるかもしれない。これらを踏まえて、新たな年度の方針を決める。

　方針を合理的に定めようとすれば、課題の重大さと実施に必要なリソースの考慮が重要である。この意味で総花的な方針は良くないとされている。一見もっともらしいが、経営環境も重要課題も考慮されていない百年使えるダメ方針の典型として例にされるのが、「①品質第一、②トータルコストダウン、③納期遵守100％、④人材育成、⑤職場の安全確保」という方針である。これらは一般論としていつでも重要であって、すでに日常管理で実現するようにその仕組みに埋め込まれているはずである。現在の経営環境にあって、これらのうちのどれがなぜ重要なのか、具体的に重点を置くべき行動原理・基本方針は何なのかを方針として掲げなければならない、というのである。筆者がこれまでで最もスゴイと思ったのは、「バラツキ半減」という方針1つを2年間全社方針に掲げた社長である。「狂ったか？」と疑いたくなるのだが、実によく会社の問題・課題、さらに問題・課題の原因構造を見抜いていて、社員が各々の立場で、自分の仕事のバラツキがどんな影響を与えていて、その原因が自分の仕事にどこにあるのかを明らかにせよと叱咤激励する方針なのである。

2　方針展開

　第二の「方針展開」に、方針管理たるゆえんが現れる。トップ方針、全社方針を、ほぼそのままの形でスローガン的に唱えるのでなく、自己、自部門の役割・責任・権限を踏まえて、上位方針達成のために何をなすべきかを、組織構造に従って、例えば、全社方針→事業部方針→部方針→課方針というように丹念に展開していくのである。そして、下位の方針が達成されたとき、上位方針が達成できるかどうか、方針策定のときに確認しておく。方針管理を「方針展開」と理解する会社もあるくらい、"展開"は方針管理において特徴的なことだった。確かに、全体と自分の業務範囲との関係を考えるという意味では画期的だったかもしれない。全員参加という理念は美しいが、それは「誰もやらない」「私だけはやらなくてもよい」という考えにつながる。組織で事をなそうとするとき、組織の最小単位のレベルまで役割を分解しようという考え方である。

　方針管理が方針展開に血道を上げるのには、組織の各部門、各階層に対し、組織の全体方針の内容、意図、思いを伝えるという意味もある。方針管理の運営において、全社方針を知らない社員がいることは恥とされてきた。そのため社内のあちこちに方針が掲示されていたり、手帳・カードなどが配布されたりもした。筆者は、ちょっとね、と疑問を感じた部類の人間である。マジメに展開していれば、一言一句間違いなく復唱はできなくても意味は分かっているはずで、それこそが重要なことである。周到な展開によって、組織としての方向性、価値観の共有を図るという効果を期待できる。

3　方策展開

　第三の「方策展開」の意義は、前項の「方針展開」とあまり変わらないように思える。だが、このポイントは、目的・目標を実現するための方策に展開することにある。目的－手段関係を十分に考察した上で、どのように実現するか考える。Plan（計画）において、目的の明確化ととともに目的実現手段を決めることが重要だと何度も申し上げているが、まさにそのことを言っている。元祖目標管理がうまく機能しなかったのは、各人に展開された目標を達成するための方法についての検討が各人に任されていたからである。目的を達成する手段を考案するのはやさしいことではない。思いつきの手段はいくらでもあるが、その手段で目的をどのくらい達成できるのか、技術的に成立するのか、いくらかかるのか、どのくらい時間がかかるのか、どんなリスクがあるのかなどを考慮して決定しなければならない。方針管理は、目的－手段関係を組織的に考察させる経営手法でもある。

　方針展開・方策展開の過程で、上位方針をどの部門が受けるかも検討される。どの部門が担当するか明らかに思えても、該当部門が有している技術的能力、量的能力（保有工数）を考慮する必要があるし、また複数部門が協力して担当する場合の分担も決めなければならない。こうして、目標を分解し、方策への展開をし、いろいろ考えて担当部門を決める。担当部門を決めるための調整、各部門からすれば上位方針を受ける範囲、必要なリソース（お金と人）の確保のための調整を「キャッチボール」とか「すりあわせ」などと呼んでいる。不謹慎だが、筆者はキャッチボールと聞いて、ババ抜きのババの渡しあいを想像して笑ってしまった。現実にはいろいろな駆け引きがあるようだ、そこまで調整して決めたことだから、年度末にはほぼ目標が達成され、ここに方針管理のポイントがあるともいえる。

　各部門、各階層で受けることが決まると、これを徹底的に展開する。それこそ、いつ、誰が、何を、どこで、どのように行うか、具体的な実施計画を作成する。これが計画というものである。担当部門が作成する実施計画は、5W1H（Who誰が、Whenいつ、Whereどこで、What何を、Whyなぜ何のために、Howどのように）の細部まで決めるのが原則である。Plan（計画）における目的実現手段の検討を、その通り実施すれば自然に目的を達成できるぐらいまできちんと行うのである。だからこそ、方針管理をマジメに適用した組織は90％を超える達成率を実現できるのである。

　実施計画の作成においては、上位方針達成にあたっての現状の問題点の把握・解析、実施項目の決定、管理項目、管理水準（目標）の設定、担当者の決定、実施スケジュールの決定を行う。手間はかかるが、大和魂だけでコトが成るわけはなく、成功するようにするから成功するのであって、また段取り九分である。計画（目的達成手段の指定）や設計（要求実現手段の指定）を疎かにして、くだらないことを考えていないで手足を動かせと指示する管理者を見て、本当に情けなく思う。どんなものでも初見で鮮やかに弾きこなせるほど賢いならよいが、普通はそうではないし、自分1人で動くわけでないのだから、やはり

少しは"組織で頭を使う"仕組みが必要だろうと思う。

4 進捗管理

　第四の「進捗管理」では、周到な実施計画書に基づいて実施するのが原則である。実施計画がまともなら淡々と進めればよいのだが、一寸先は闇、何が起こるか分からない。何か起きたときに冷静に対処しなければならない。そのために、実施計画において定めた管理項目により、日、隔日、週、月、3カ月など、あらかじめ定めた頻度で、進捗状況をチェックして、処置が必要な状況を早く知るようにする。そして何かあれば、迅速に対応する。まずは、その件をどうするか決める。ヒト・モノ・カネをつぎ込んで遅れを取り戻すかもしれないし、縮小・遅延計画に変更するかもしれない。さらに、問題を起こした原因に応じた処置を取る。技術的難しさ、仕組みの悪さのためなら、体制を立て直す。環境変化によるなら課題そのものの意義も見直す。これらを的確に実施できるためには、未達という問題の構造を理解、分析する実力が要求される。方針管理に原因分析力、問題解決力が必須といわれるのは、進行中のプロジェクトの的確な進捗管理のためと、以下に述べる「反省」のためである。

5 原因分析

　第五の「原因分析」にも方針管理の特徴が如実に表れる。年度末などにおいて、その年度全般を振り返り、未達原因の深い分析を行い、得られた知見、教訓を次年度以降に反映する。これを「反省」「振り返り」などと呼んで重視する。年度末近くになると、各部門・各階層の実施計画に展開された課題の達成状況が把握され、全体としての達成状況・問題も把握される。そして問題の構造、さらに原因が分析される。この段階で行われる原因分析は、すでに済んでしまった重要な教訓的な未達事象に対して行うものだから、再発防止、未然防止のヒントを得ることが目的となる。技術力、マネジメント力、それとも人間力（意欲、知識、技能）の問題かを明らかにし、また問題発生メカニズム、見逃（し）要因構造、問題対応不備原因なども明らかにする。なぜなぜと問いつめるより、直接原因とともに、問題となってしまう誘因、遠因、背景要因などを明らかにする。対策も金科玉条では考えない。現実的な、少しでも現状を改善できる策を考える。直接的根本原因をつぶさなくても、問題を起きにくくしてもよいし、早めに検出して対処できるようにしてもよいし、問題が起きても大事に至らないようにしてもよい。こうした分析は方針管理の仕組みの脆弱さについても行う。ひとたび方針に挙げたことが達成できない要因を方針管理の仕組みに求めるのである。

方針管理のポイント⑩／トップ診断⑪

⑪ トップ診断

1 トップ診断とは

　わが国の品質マネジメントには、方針管理との関連で、トップ診断、社長診断、部門長診断などと呼ばれる、管理状況に対する興味深い診断方法がある。これは診断であって監査ではない。専門家が行うのではなくトップ自らが(広義の)品質マネジメントの効果的運営に関するレビュー、評価、課題認識、改善勧告を行う。

　組織管理の体制として、通常は職位に応じた管理情報が経営管理者層にもたらされるようになっている。しかし、きれいにまとめられた報告は、ともすると真実を見失わせる。普通、最前線の社員から社長までは、社員、主任・係長、課長、部長、取締役、常務・専務・副社長、社長など多くのフィルターを経ることで、黒が白に変わる、いやそれほどでなくとも黒に見えなくなることが多いのだが、トップ診断は、経営トップ自らが現場の第一線の従業員との対話を通して、経営・管理の実態を知る絶好の機会を与える。

　方針管理が海外とくにアメリカに紹介されたとき、経営者が喜んだのは、自分のやりたいことが組織を挙げた活動に通訳されていく方針管理の仕組みであった。同時に、トップ診断についても、監査auditでなく診断diagnosisという用語に新鮮さを覚え、またそれが自ら現場の実態をもとに具体的事項について調査・指示をする機会であることに、日本的な経営管理の特徴の一端を見る思いもあって強い関心を示した。

2 トップ診断の起源

　日本の品質管理の発展過程において、トップ診断がいつどのように始められたかについて、興味深い逸話がある。それは小松製作所(現コマツ)存亡の危機に関連している。昭和30年代終わり、貿易自由化、資本自由化など日本の開放経済体制への移行の過程で、建設機械は、言ってみれば生贄としてこの厳しい政策の適用領域となった。小松は当時国内ブルドーザー市場の6割のシェアを確保していたが、アメリカの巨大建設機械会社キャタピラが日本に参入してくることになった。それが三菱キャタピラである。小松はつぶれると、当時の誰もが思っていた。

　この危機を乗り切るため、小松はTQC(総合的品質管理)を導入する。キャタピラのブ

ルドーザーをバラバラにして徹底研究し、基本的には真似をして、自社製品の品質・信頼性の画期的向上を図った。これを「マルＡ作戦」と呼び、最優先活動と位置づけ死にもの狂いで頑張った。その結果、国内シェア６割は死守し、1963（昭和39）年にデミング賞実施賞を受賞する。この品質管理推進を指導したのが、日本の近代の品質管理の父ともいえる石川馨先生である。筆者（飯塚）が引き継いだ講座の先々代の教授、初代経団連会長・石川一郎の長男、鹿島の石川六郎元社長・会長の長兄である。石川先生がかかわりを持ったのは、当時の小松の社長・河合良成氏の長男で、後に社長・会長になる河合良一氏が石川先生と東京高校（現・東京大学教養学部）の同窓であったからである。河合良一氏は品質担当の部長だった。石川先生は指導を引き受けるにあたり、同窓である河合良一氏に、自分が工場を訪問して組織的品質改善に取り組むすべての場面に同席するという条件をつけた。河合良一氏は、この経験を通じて、品質管理という横串的部門の責任者として全社の現実をつぶさに見て、泥臭い実態の観察、考察から得られる知見がいかに重要かを理解し、自分がトップになったあともこの活動を続けたのである。小松はまた当時、「旗管理」という方針管理の萌芽的手法を編みだすが、それもあって、わが国の品質管理において、トップ診断が、方針管理にかかわる方法論と位置づけられ、発展をしていく。

3 トップ診断の方法

方針管理の発展とともに、トップ診断についても、各社で独自の工夫がなされる。こうしなければトップ診断とは言えないというような規則があるわけではないので、有効と思う方法で自由に行えばよいと思うが、基本として、
①トップ層自らが行うこと
②現場第一線の実態を把握すること
③共同研究・奨励の場であること
　は守ったほうがよいと思う。
　トップ診断の内容は、目的に応じて多様だが、大きくは以下の３つに整理できる。
・方針管理で掲げられた方針、課題の達成に向けての進捗のレビュー
・QCD（品質、コスト、納期・量）など経営要素についての重要課題の総合レビュー
・各部門の日常管理の実態の診断

(1) 方針管理の進捗レビュー

第一の「方針管理の進捗レビュー」は、すでに見てきたように、方針管理の仕組みそのものに組み込まれているので、改めてトップ自らが行う必要はないともいえるが、トップの方針が目標・方策に展開され、さらに実施事項計画に詳細化され、進捗していく状況を、そもそもの方針達成の視点、トップの思いの実現の点から妥当であるかを確認することは

意味がある。

　この確認を、総花的に行う、もしくは指標による把握を基礎に行うのではなく、事例・ケースを取り上げて具体的に検討した経緯の中間報告に基づいて行うのが普通である。いわゆる管理屋さんに言わせると、少数の事例など見てもダメで、総合的な指標で判断すべきだと軽蔑されるのだが、そんなことはない。個々の事例・ケースの研究から意外な事実が分かる。事の経緯、因果メカニズムが普遍的なものかどうか判断する能力があれば、まとめられた数値を見て行うより管理対象の実態について遙かに適切な判断ができる。

　また進捗が思わしくない背景の理解、環境の変化に応じた対応の必要性の認識など、トップ自らが直接ヒアリングして迅速に手を打つことが重要な場合、有意義な機会になる。度胸のある図々しい課長クラスは、この機会に、多少のお叱りは覚悟の上で、緊急に実施しなければいけないことをトップに認識してもらい、対応に必要な人とお金をちゃっかりいただこうと虎視眈々とねらっている。

(2) 重要経営課題の総合レビュー

　第二の「重要経営課題の総合レビュー」もまた、機能別管理（経営要素管理）の枠組みのなかで、特定されている課題について対応の進捗管理はなされるようになっているので、とくに設定する必要はないように思える。しかし、ここでも具体的事例を取り上げ、トップ自らが検討に加わるということで、大きな効果が期待できる。

　経営管理の仕組みがまともなら、その年度あるいは2～3年を見越した経営課題は明らかにされている。そしてそれらが展開され、各部門、委員会、プロジェクトチーム、タスクフォースなどによって、課題解決、課題達成に向けて改善・改革活動が進められていることだろう。これをトップ陪席のもとで、具体的事例・ケースを題材にして、課題の認識は正しいか、方策は技術的・経済的にみて妥当か、活動の阻害要因は何か、テコ入れの必要はないかなどについて検討し、明らかにされた課題を敷衍化し、広く対策を講じる。個々の事例で深く理解し、その知見を広く適用するのである。

(3) 各部門の日常管理の実態の診断

　第三の「各部門の日常管理の実態の診断」こそが、本来のトップ診断だという指摘もある。それゆえ、項を改めて、次項で取り上げる。

12 日常管理の実態のトップ診断

1 各部門の日常管理の実態の診断

　トップによる各部門の日常管理の実態の診断の典型的な方法は、課・グループ程度のあまり大きくない業務範囲を取り上げ、日常管理の実態をトップ自らが「診断」するというものである。
　以下に、その質問と確認項目の例を挙げておく。

- あなたの仕事は何ですか？
    - あなたの仕事の目的は何ですか？
    - 顧客（あなたの仕事の成果の利用者）の期待・要求は何ですか？
    - 仕事の目的にはどのようなものがありますか？
        - →例えば、業務の機能展開の状況の確認
- その仕事の出来映えをどのように判断していますか？
    - 管理項目は何ですか？
- 仕事の目的を達成するための手段・手順はありますか？
    - それはどのようなものですか？
        - →業務フローチャート、マニュアル（規程、標準、要領など）、帳票
    - それらの業務の前提要件は整備されていますか？
        - →従事者の資格、教育・訓練、部品・材料、設備・計測器の保守など
    - それらの方法が妥当であることをどのように保証していますか？
- 例を挙げて、それらの手段・手順に従って実施した内容を説明して下さい。
    - →ルール通り実施しているかどうか確認
    - →手段・手順の根拠を知っているかどうか確認
    - →必要な記録が残されているかどうか確認
- 実施結果を管理項目で把握していますか？
    - →管理グラフなどを確認し、パフォーマンスのレベルを判断
    - （とくに問題がなければ）何か改善の余地はありますか？
    - （管理水準外の事例をいくつか選定し）これはどのような管理外れですか？

- 管理水準外事例への対応について聞かせて下さい。
    - どのような応急処置をとりましたか？
        →迅速・正確・誠実？　異常現象除去？　影響拡大防止？
    - 問題の原因は何でしたか？
        →発生原因、見逃し原因の確認
        →計画（管理項目、管理水準、手順）の問題か、実施の問題かの確認
    - どのような再発防止策を講じましたか？
        →固有技術不足、マネジメントシステムの不備に対応したか確認
- 慢性的問題について改善活動を計画的に推進していますか？
    →重要項目の管理状況を把握し、慢性的問題に取り組んでいるか確認

　これらの質問と確認項目の例を見ると、PDCAに沿った日常管理の進め方の説明そのままではないかと思うだろう。まさにその通りである。日常の仕事が原則通りにできているかどうかを、管理の仕組みの運用やツールの利用などの状況を最近の業務実施例でトレースしながら確認している。

　診断方法として少しひねったやり方もある。PDCAのCから始める方法である。業務目的の達成度合いを計る管理項目の最近の水準を確認し、不十分な面や基準に達していない例を見つけて、その原因を明らかにしていく方法である。下手をすると責めることになってしまうので難しい方法ではある。過去の不満足な状態、過去の失敗をいまさら悔やんでも仕方ないことであって、その経験から日常管理の仕組みを改善するための教訓、ヒントをどう獲得し、現実にレベルアップしてきているかを確認すること、すなわちマネジメント力のレベルアップの実態を診断するのが目的である。

2　トップの心得

　こうした診断を正しくできるようになるためには、トップに少し勉強していただかなくてはならない。結果がすべてではなく、満足な結果を得る可能性を高めるために仕組みを改善することの意味を分かっていただく。過去の事実を明らかにするが、それは誰をどの程度罰するかを決めるための犯罪捜査ではなく、経験から学ぶべき事項を抽出するためであることを理解していただく。ともすると短兵急に結果を求めがちなトップ層の悪い癖を直していただかなければならない。その意味で「誰がやった」は禁句である。やり方のまずさを明らかにして、仕組みに反映するようにしていただかなければ、すべてが水泡に帰すことになる。

　こうしたことを理解した上でトップ自らが行う現場診断は、役員会などで報告される総括的な業務パフォーマンスなどではうかがい知れない現場の実態や、組織の体質、文化、

風土の真の姿を実感できる貴重な機会でもあることが分かると思う。組織活動の大半を占める日常管理の実態をトップ自らが肌で感じる機会というものはそれほど多くはない。ともすると実態とかけ離れた認識を持ち、ときに誤った経営判断をする遠因となる。逆説的であるが、日常管理の仕組みが良くできていればいるほど、社長室・役員室に居ながらにして日常の活動状況が把握できるようになり、すべてを把握した気分になってしまう。これが極めて危険なのである。些細に見えるボヤが発生するに至るメカニズムの全貌を自ら知り、それを一般化して適切な手を打つ機会を持つべきである。だからこそ、小松製作所の河合良一氏は社長になってもこの診断をやめようとはしなかったのである。

3 トップ診断の特徴

　トップ診断の特徴は、トップ自らの組織の各階層に対する事例に基づく診断と、理論・たてまえより実施結果とそのプロセスの重視という2つに集約できるだろう。多くのフィルターを経たきれいにまとめた報告より、1件の業務実施例の診断から得られる情報に価値があることが多いため、トップはこの機会に組織の本質的な弱点をつかむことができる。また、組織全体の目的との関連で定期的に自分の仕事を原点に返って見直すことにより、達成すべき課題や問題の構造が明らかになり、中間管理職の実力の向上が期待できる。さらに、直接対話することによるトップと中間管理職の距離が縮まるという効果にも大きなものがある。

第6章
ISO 9000

1 ISO 9001に基づくQMS認証
2 ISO 9000の有効活用

1 ISO 9001に基づくQMS認証

1 ISO 9000とは何か

　ISO 9000は、いまや取引における世界の常識になっており、各組織は何らかの対応を迫られている。当初は、事実上、電気・機械・化学の部品・材料を提供する企業の品質管理の仕組みが、顧客企業の要求に応えるものになっているかどうかを審査・登録する制度として発足した。しかし、その後はさまざまな製品・サービスを提供する組織の品質マネジメントシステム（QMS）の国際的な認証制度として普及した。その影響もあって、医療・介護施設においても、ISO 9000のQMS認証への取り組みが広まり、一部では混乱も生じ、また期待した効果をあげられない事態を招いている。

　「ISO 9000」には2つの意味が含まれる。第一は、ISO 9000シリーズというQMSに関する一連の国際規格、とくにISO 9001という規格に記述されるQMSのモデルという意味である。第二は、ISO 9001を基準文書として第三者機関が組織のQMSを認証する制度という意味である。すなわち、ISO 9000とは、それを端的に表現するなら、「ISO 9001が提示するQMSモデルを基準とする民間の第三者機関によるQMSの認証制度」ということになる。

　本章では、本項も含む引き続く項で、この2つの意味での「ISO 9000」の概要、本質、活用について述べることにする。

2 ISO 9000シリーズ

　ISO 9000シリーズとは、1987（昭和61）年3月に制定、1994（平成6）年7月に改訂、さらに2000（平成12）年12月に大改訂、そして2008（平成20）年にISO 9001の追補改訂、2009（平成21）年にISO 9004の改訂がされたQMSに関する一連の国際規格である。

　これらの規格は150を超える国で国家規格として採用されるほど世界的に普及している。日本でも、1987年版はJIS Z 9900シリーズとして1991（平成3）年10月に翻訳規格として発行され、1994年の改訂にあわせて同じ年の12月には改訂JISが発行されている。また2000年改訂に応じて、同じ12月に改訂JISとして、JIS Q 9000シリーズが発行されている。さらに、2008年のISO 9001の追補改訂にあわせて同年JIS Q 9001追補改正版

が発行された。そして2009年のISO 9004の改訂にあわせて、2010（平成22）年にJIS Q 9004の改正版が発行されている。

ISO 9000シリーズの骨格となる一連の規格は以下の通りである。

ISO 9000 　　Quality management systems – Fundamentals and vocabulary
　　　　　　　品質マネジメントシステム－基本概念および用語
ISO 9001 　　Quality management systems – Requirements
　　　　　　　品質マネジメントシステム－要求事項
ISO 9004 　　Managing for the sustained success of an organization – A quality management approach
　　　　　　　組織の持続的成功のための運営管理－品質マネジメントアプローチ
ISO 19011　　Guidelines for auditing management systems
　　　　　　　マネジメントシステムの監査の指針

ISO 9000は品質マネジメントに関する基本概念を説明するとともに、ISO 9000シリーズ規格で用いられる用語の定義を与えている。

ISO 9001とISO 9004はConsistent PairというふれこみのQMSに関する一対の規格である。ISO 9001は、品質保証（確立した要求事項に適合する製品を提供できる能力があることを実証することによる信頼感の付与）を基礎として、さらに顧客満足（顧客要求事項を満たしている程度に関する顧客の受けとめ方）と継続的改善（QMSの有効性の改善）を付加したQMSモデルである。この規格がQMS認証におけるシステム基準文書に用いられており、史上最もよく売れた国際規格である。

ISO 9004は、どのような経営環境にあっても持続的な成功を収めるための経営を、品質マネジメントのアプローチ（考え方と方法論）によって実現するための指針という位置づけである。この規格のベースとなったのは、2005（平成17）年12月に発行された日本発のQMSモデルJIS Q 9005（持続的成長のための指針）とJIS Q 9006（自己評価の指針）である。

ISO 19011は、品質マネジメントシステムおよび環境マネジメントシステムの監査の指針である。

3　ISO 9001の要求事項の内容

ISO 9001の目次構成を表6-1に示す。この目次だけを見ると製造業のみを対象にした規格のように見えるが、業種、規模を問わずあらゆる組織に適用することを意図して作られている。本規格でいう「製品」とは有形の製品のみならず、ソフトウェアもサービスも意味しており、もちろん医療サービスも含まれる。

第0〜3章は、通常の国際規格に必ず記述される内容である。第4章は、QMS全般にかかわる要求事項で、いわば総論である。第5章は、組織がQMSを構築し運用するために、経営者が果たさなければならない役割、責任が規定されている。第6章は、経営者が示す品質方針、品質目標を達成するために必要な、人的資源、施設・設備などのインフラストラクチャー、作業環境などの経営資源にかかわる要求事項である。第7章は、設計・開発から始まり製造、サービス提供まで、顧客のニーズを満たす製品・サービスを提供するための活動に対する要求事項である。そして第8章は、測定、分析、改善に関する要求事項で、製品・プロセスの監視・測定に関する要求事項と、QMSの継続的改善についての要求事項からなる。

表6-1　ISO 9001の目次

0．　序文	6．　資源の運用管理
1．　適用範囲	6.1　資源の提供
1.1　一般	6.2　人的資源
1.2　適用	6.3　インフラストラクチャー
2．　引用規格	6.4　作業環境
3．　定義	7．　製品実現
4．　品質マネジメントシステム	7.1　製品実現の計画
4.1　一般要求事項	7.2　顧客関連のプロセス
4.2　文書化に関する要求事項	7.3　設計・開発
5．　経営者の責任	7.4　購買
5.1　経営者のコミットメント	7.5　製造及びサービス提供
5.2　顧客重視	7.6　監視機器及び測定機器の管理
5.3　品質方針	8．　測定、分析及び改善
5.4　計画	8.1　一般
5.5　責任、権限及びコミュニケーション	8.2　監視及び測定
5.6　マネジメントレビュー	8.3　不適合製品の管理
	8.4　データの分析
	8.5　改善

4　ISO 9001の理解のために

それぞれのQMS要素に対する要求事項の具体的内容は規格の本文を参照してほしいが、規格を理解する上でのポイントをいくつか挙げておく。

顧客満足：QMSの目的を顧客満足と位置づけ、顧客満足に関する情報を監視することが求められている。

プロセスアプローチ：組織の業務は、互いに関連する多くのプロセスの連携によって進められる。個々のプロセス、そしてプロセスとプロセスの関係を明確にして運営管理する

ことが必要である。また個々のプロセスの運用管理においては、インプット、アウトプット、必要な資源、測定(管理)を明確にして管理すべきであるとしている。こうした考え方をISO 9000シリーズでは「プロセスアプローチ」と呼んでいる。

　継続的改善：QMSの運用において継続的な改善の重要性が強調されている。改善が要求されるのはQMS、つまり仕事の進め方や管理の仕組みである。

トップマネジメントの責務：経営者を品質マネジメントシステムの構築・運用の総責任者として位置づけ、強いリーダーシップを発揮することを求めている。

　文書化：文書化によって、仕事の進め方・管理の仕組みを目に見える形にすることで、より効果的な管理を可能にすることを意図している。こうした文書化の意義を理解し、組織にとって必要な文書の特定と作成が要求されている。

　品質マネジメント原則：ISO 9000シリーズの思想基盤として、以下に示す8つの品質マネジメント原則を提示している。

a) 顧客重視
b) リーダーシップ
c) 人々の参画
d) プロセスアプローチ
e) マネジメントへのシステムアプローチ
f) 継続的改善
g) 意思決定への事実に基づくアプローチ
h) 供給者との互恵関係

5　QMS認証制度

　組織のQMSの実施状況が、規格や契約で定められた要求事項を満たしているかどうかを評価・確認する最も確実な方法は、それぞれの顧客が個別に当該の組織を訪れ監査を実施することであるが、これでは監査する側もされる側も大変効率が悪いことになる。

　ISO 9001によってQMSモデルの標準化がなされれば、その適合性の評価を一度で行うことが可能となる。このような観点から、実施されているのがQMSの第三者認証制度である。適切な権限をもつ認定機関によって認められた第三者、すなわち認証機関が組織のQMSを審査し、ISO 9001の要求事項に適合している場合にはそのことを公表し、顧客(認証組織と取引をする組織)はその結果を信頼して当該組織との取引に活用するというのがその基本的考え方である。

　図6-1にQMS認証制度の枠組みを示す。この制度は、申請組織の認証そのものに関する仕組みと、審査員の登録に関する仕組みの2つからなる。組織の認証の仕組みは3つの階層からなる。申請組織のQMSの審査および登録は民間の「認証機関」が行う。これら認証機関の適格性を評価し妥当と認められたときに「認定」をする機関として、何らかの法的根拠をもつ民間の「認定機関」が最高位に位置づけられる。普通、認定機関は1国に1機関である。QMS認証制度は、基本的には民間の自発的な制度であるので、認証機関が「認定」されてい

る必要は必ずしもない。認証機関の認定は、その国における認証機関の同等性を保証し、この分野において事業を行うにあたっての適格性に対する公式な認知を与えるものである。

申請組織のQMSの審査を実施する審査員についての仕組みも、同様である。「審査員」は適格と認められると「審査員評価登録機関」に登録される。この審査員登録機関の適格性を評価し認定し登録するのは認定機関である。QMS認証制度においては、審査員は審査技術に関する定められた教育・訓練を受けることが適格性の条件の1つになっている。この教育・訓練を行う「審査員研修機関（審査員研修コース）」の適格性は審査員評価登録機関によって承認される。

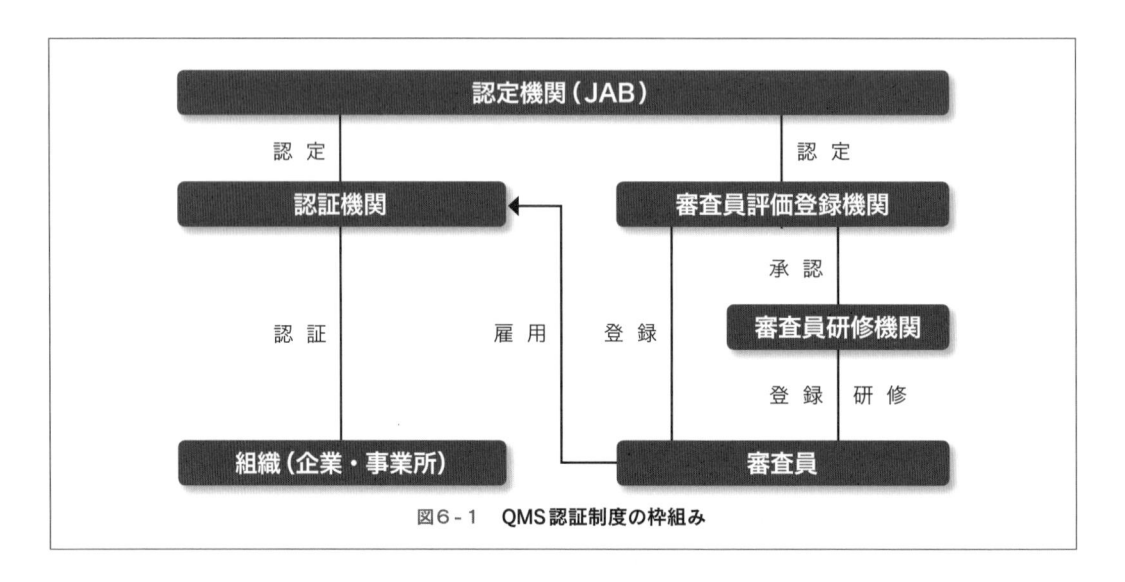

図6-1　QMS認証制度の枠組み

6　審査の方法

認証を受けようとする組織は、組織のQMSを審査し認証を授与する「認証機関」を選定する。その認証機関に申請し契約が結ばれる。

現地での審査に先立って、事前に提出した「品質マニュアル」に対する書類審査が行われる。品質マニュアルは認証組織のQMSの全体像を記述したものであり、それがISO 9001に適合しているかどうか確認される。QMSの運用の状況は実地に審査される。組織の規模や複雑さに依存するが、ほぼ10～20人日程度の工数を費やして、品質マニュアルに記述されている通りにQMSが運用されているかどうかが審査される。

首尾よく認証されたあとも、QMSが効果的に維持されているかどうかを確認するために、サーベイランス（定期維持審査）という審査が行われる。この維持状態を確認する仕組みがサーベイランスである。半年～1年に1回、初回審査の規模の数分の一ではあるが、審査がなされる。さらに3年ごとに、認証取得時と同様の規模・詳細さで更新審査が実施される。サーベイランスの連続だけでQMSを維持し続けるのではなく、3年に一度は初心に返って認証を更新してよいかどうかの審査を行う。

2 ISO 9000の活用

1 経営における品質

　ISO 9000は、ISO 9001というそれほどレベルの高くないQMSモデルを基準とする認証制度であるが、これに挑戦する組織の期待には大きいものがある。その理由は、ISO 9001が品質マネジメントにかかわる規格であるからにほかならない。品質は経営において極めて重要であり、その品質のマネジメントにかかわる規格に対して大きな期待が寄せられ、実際、賢く使えば大きな効果を生む。

　経営の目的は、製品・サービスを通して顧客に価値を提供し、その対価から得られる利益を原資としてこの価値提供の再生産サイクルを回すことにあると考えられる。品質とは、一般に「考慮の対象についてのニーズにかかわる特徴の全体像」と定義される。ニーズを抱くのは顧客であるので、品質とは、製品・サービスを通して提供される価値に対する顧客の評価と考えられる。すると、製品・サービスの品質こそが経営の直接的な目的となる。

　これに対し、経営の目的は利益であるという論が一般的であるが、その利益をあげるためには、何にもまして売上を増すために顧客満足という意味での製品・サービス品質の向上が必須となる。社会・顧客への価値の提供という組織設立の目的を考えるなら、利益をあげることそのものが経営の目的というよりは、顧客に価値を提供し続けるために利益をあげるのだと考えるべきである。

　組織は顧客に価値を提供するために設立・運営される。その価値は、製品・サービスを通して顧客に提供される。その製品・サービスの品質を確かなものにするためには、それら製品・サービスを生み出すシステムに焦点をあてることが有用である。それが品質のためのマネジメントシステムである。このシステムは、目的に照らして、必然的に、総合的・包括的なものとなり、結果的に組織のブランド価値向上、さらには業績向上につながる。

2 QMSの意義

　ISO 9001は、限定されているとはいえ、経営において重要な品質のためのマネジメントシステムQMSの国際的なモデルである。そのQMSの意義を、この用語を構成する3つの単語Quality（品質）、Management（マネジメント）、System（システム）のそれぞれ

の意義から考えてみたい。

1）Q：Quality品質

　経営、組織活動において、何事につけ、顧客に焦点をあてる。経営における品質の意義で考察したように、経営の目的は顧客価値提供にあり、そのためのマネジメントとはすなわち品質マネジメントである。顧客志向の考え方は、外的基準で物事を考えることであり、それは目的志向にほかならない。経営・管理におけるこの行動様式は、さまざまな良い影響をもたらす。

2）M：Managementマネジメント

　品質の良い製品・サービスを提供するには、何よりもその製品・サービスに固有の技術が必須だが、同時にこれらの技術（＝目的達成、要求実現のための方法論）を活かして、日常的に目的を達成していくことが必要であり、その方法論であるマネジメントに注目をする。また、マネジメントの原則、例えばPDCAを回す、標準化、プロセス管理、事実の重視、改善、原因分析、ひと中心経営などを理解し、その原則に従い合理的、効率的に目的を達成していく。

3）S：Systemシステム

　個人の思い、頭の中の漠とした思いを、目的達成のための仕組み、仕掛けにより、確実に形にしていくことが必要で、この意味でのシステム化に焦点をあてる。システムとは、全体としてある目的を持ち、多くの要素から構成され、要素間の関係、目的との関係を知って、目的達成、最適化を図るときに使われる用語である。その意味でのシステム志向を重視する。したがって、組織全体で目的を達成するために、組織を構成する各部門、各機能、各人の役割を認識し、統合化していくことも必要である。

3　ISO 9001の位置づけ

　ここまで述べてきたように、品質は、経営の目的である製品・サービスを通して顧客に提供する価値に対する顧客の評価という意味で極めて重要である。

　この意味で、品質は経営の最重要課題であり、それほど重要なのだが、ISO 9001のQMSモデルは、品質のためのマネジメントシステムモデルとしては、それほどレベルは高くはない（図6-2）。

　ISO 9001は、国際標準化されたQMS要求事項モデルとして、QMSの

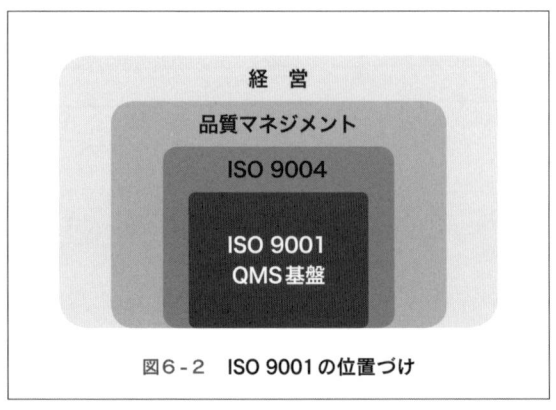

図6-2　ISO 9001の位置づけ

基盤となり得る。これを超えるモデルとしてのISO 9004の指針を参考に、組織は自主的にQMSを構築・運用できる。しかし、組織が構築したいのは、競争力のある製品・サービスを提供するための総合的な品質マネジメントシステムである。そして経営はこれも包含するものである。

ISO 9001という基盤の上にどのようなQMSを構築するかということが課題であって、ISO 9001への適合そのものに関して矮小化された議論を展開することは賢いこととはいえない。

4　ISO 9000の有効活用の考え方

すると、ISO 9000、すなわちISO 9001のQMSモデルや認証制度を、経営の道具、手段として、どのように活用するかが重要なテーマとなる。

ISO 9000の有効活用とは、「組織の目的を達成する上で、ISO 9000が有している本質、特徴を活用することによって、より効果的、効率的、適切に実現する」ことを意味している。そうであるなら、ISO 9000の有効活用のためには、以下のような考察が必要となる。

・現在および将来の経営環境の認識と対応方針
・品質にかかわる目的
・ISO 9000の本質・特徴の理解
・目的達成に有効な本質・特徴の選択
・本質・特徴の活用による目的達成の容易化、有効性向上、効率向上

ISO 9000を知り（本質、特徴を理解し）、己を知れば（自らの組織の目的を明確化し、問題点を理解すれば）、自ずと道具であるISO 9000の使い方も分かるというものである。

以降では、ISO 9000（ISO 9001に基づくQMS認証制度）の枠組みのなかで、ISO 9000の本質を理解した上で、組織の目的に合うように使いこなす視点を考えてみたい。

5　ISO 9000の有効活用 − QMS基盤の確立

(1) 基本動作の徹底

ISO 9001のQMSモデルが強く求めている「目標と目標達成の方法を決める」「定めた計画通り実施する」「実施された結果を確認する」「計画との差異があったら適切な処置をとる」という側面は、管理一般における基本である。この「決める」「実施する」「確認する」という基本動作の徹底によりマネジメントシステムの基盤を構築する。

(2) QMSの継続的な見直し

ISO 9000には、システムの維持・改善のために「内部品質監査」「サーベイランス」という仕組みが内在する。内部品質監査を、ISO 9001への適合の内部における確認にのみ使うのではなく、おもに内部品質管理体制の充実のための仕組みとして使うべきである。

サーベイランス(定期維持審査)を、日常的な活動であると位置づけ、自社のQMSの継続的な見直しとして活用できる。

(3) 外圧の活用

QMS認証制度は第三者機関によって審査されるので外圧として利用できる。ISO 9001は総合的な品質マネジメントの一部しか要求していないが、それでもISO 9001の要求が自社のQMSで具現化できるように計画し、実施し、検証しているということを外部に対して実証することによって、実施すべきことが着実に実施され、必要性は感じつつもついつい先延ばしにしてしまうようなこともなく、システム改善が進む。

6 ISO 9000の有効活用－国際組織への脱皮

(1) QMSの国際モデル

ISO 9001のQMSモデルは、国際的に標準化され、一定のコンセンサス(合意)が形成されている。競争力という点でそれがどんなに不十分であっても、取引において問題とされるある"能力"の証明として十分すぎるほど国際的に普及している。取引において、QMSについて議論するとき、唯一の国際標準化された、システムモデルとして通用する。

(2) 責任・権限

ISO 9001のQMSモデルは、業務を遂行する際に実施の責任と権限を明確することは管理の常識である、との認識で記述されている。責任・権限を明確にする、あるいは業務範囲を限定することが果たしてよいことなのかどうか、日本的管理はISO 9001の普及をきっかけとして、研究してみるべきである。このテーマは、一概には論じられない。極端に走ればどちらも非効率的な管理に陥る。優劣を左右する要素は次の2つである。
・こなすべき業務を遂行するための計画を事前にどれだけ詳細に決められるか
・組織を構成する人々がどれほど優秀か

(3) 文書

ISO 9001のQMSのモデルが日本に与えた最も大きな衝撃は「文書化」であろう。これ

までの日本は、均質の民族が特有の文化を発展させてきたという背景があって、必ずしも文書の重要性を感じてはこなかった。何か言いたいことがある場合に言外に意味を匂わせ、目と目で心が通じ合う世界に生きてきている私たち日本人にとって、ともすると多くの文書は余計なものに思えるかもしれない。しかし、これからのグローバル化の波のなかで、ISO 9001がもたらした「文書化」の意義を真剣に考えるべきである。

　私たち日本人は、経営管理において、文書によって自分のやりたいことや自分の思いを他人に伝え、そのとおり実施させる技術を学ばねばならない。Face-to-faceではない、文書のみによるコミュニケーションをベースとする品質マネジメントの仕組みと、濃密な人間関係を基礎とするマネジメントが共存するような、そんな管理方式をISO 9000をきっかけとして研究したいものである。

7　ISO 9000の有効活用 − 2000年版の特徴

(1) プロセスアプローチ

　プロセスアプローチにおいては、結局2つのことが要求されている。第一は、あるまとまった業務を1つのプロセスと見て、そのユニットプロセスを、プロセスとして管理することである。つまり、インプット、アウトプットを明確にし、投入される資源も明確にし、さらにプロセスの管理のために測定方法を決め、責任・権限も含め管理することである。

　第二は、品質マネジメントシステム全体の目的である顧客満足の達成に必要なプロセスを明確にすることである。品質マネジメントシステムの目的を達成できるような品質マネジメントシステムを設計する（品質マネジメントシステム要素とその相互関係の定義）ことである。Value chainを定義する、設計することと言ってもよい。この作業を真面目に徹底的にやったら、それはちょうど、かつて流行したBPR（Business Process Reengineering）を実施することになるかもしれない。この混迷の時代に、あらためて顧客につながるプロセスを明確に認識すること自体は、有意義なことである。

　すなわち、プロセスアプローチの有効活用は、

・目的志向の品質マネジメントシステム設計
・管理の基本の理解と実践

　ということになろう。

(2) 顧客満足

　ISO 9000シリーズにおいて、「顧客満足」は「顧客の要求事項を満たしている程度に関する顧客の受けとめ方」と定義されている。

「顧客満足」と聞くと、日本人は、お客様のニーズを顧客満足調査などあらゆる手段を講じて完全に把握し、それらニーズを満たす製品・サービスを設計・生産・実現・提供するために組織の総力をあげて取り組む活動というイメージを浮かべてしまうことが多い。日本的品質管理の崇高な思想の普及のなせる技である。だが、この定義によれば、満足するかしないかは、「顧客要求事項を満たしている」かどうかであり、決して「最大限に満足させる」ことでない。この定義で重要な概念は、どの程度満たしているかの程度に関する顧客の側の「受けとめ方」あるいは「認識」である。

そもそも顧客満足の満足にあたる"satisfaction"とは、基準ギリギリでも超えればよいという程度の満足である。実際、"satisfactory"という形容詞は最大級の誉め言葉ではなく、ギリギリOKという意味である。いずれにしろISO 9001における「顧客満足」の意味は、高いレベルでの話ではない。

ISO 9001認証のための最低線は、ISO 9001の8.5.1項の要求に対応するために、顧客クレーム受付係を決めて、定期的にクレームの集計を行う程度であろうが、これではいかにも寂しい。組織の競争力向上という目的のためには、敢えて拡大解釈した方がよい。

「顧客満足」の有効活用としては、顧客の視点を持つ、苦情のみならず満足にかかわる情報も獲得する、製品競争力の観点から情報分析を行う、などがあり得る。

(3) 継続的改善

ISO 9001の「改善」にかかわる直接の要求事項は8.5項である。改善とはいっても、QMSの有効性(effectiveness)の改善を要求しているにすぎない。製品・サービスではなく、QMSの、効率ではなく効果の改善である。効果、有効性というと、大変なことだと考えやすいが、ここでいうeffectivenessとは、システムを運用して得られた「結果」を指しているのであって、結果が思わしくないときに、QMSを是正することによって結果を改善することを要求しているに過ぎない。品質目標のレベルアップは含まれていない。

このように、ISO 9001での改善の意味は極めて限定されている。ISO 9001認証のために必要なのは、さまざまな監査、レビューの場で明らかになったQMSの不備を是正していくことなのである。組織が本当に改善したいのは、製品・サービスの品質、競争力であり、改善を通して組織の競争力を向上したいはずである。

「継続的改善」の有効活用としては、皮相的な改善から脱却し、是正処置の深化・高度化、不具合処置の総合レビュー、品質目標の高度化(製品・サービスの改善)、効率の向上にも取り組むことが考えられる。

参考文献

飯田修平、飯塚悦功、棟近雅彦『医療の質用語事典』日本規格協会、2005 年
(医療への TQM の適用にかかわる重要な概念、用語を事典の形で解説)

飯塚悦功、棟近雅彦、上原鳴夫監修『医療の品質マネジメントシステム〜医療機関必携 質向上につながる ISO 導入ガイド〜』日本規格協会、2006 年
(ISO 9001 適用を通じて、医療機関への効果的な QMS 導入を考察)

飯塚悦功『現在品質管理総論』朝倉書店、2009 年
(品質マネジメントの全般を過不足なく解説)

TQM 委員会編著『TQM－21 世紀の総合「質」経営』日科技連出版、1998 年
(TQC から TQM への名称変更にあたり、新たな品質経営像を提案)

飯塚悦功、水流聡子、棟近雅彦監修、PCAPS 研究会編著『医療の質安全保証に向けた臨床知識の構造化（１） 患者状態適応型パス［電子カルテおよび病院情報システム搭載版電子コンテンツ］』日本規格協会、2010 年
(QMS に埋め込まれるべき、臨床知識の構造化ツール PCAPS の解説書の最新版)

飯塚悦功他『ISO 9001:2008 要求事項の解説』日本規格協会、2008 年
(ISO 9001:2008 の要求事項の TC176 日本代表による解説)

飯塚悦功『ISO を超える』日本規格協会、2005 年
(ISO 9000 を超えて競争力強化をめざす組織への指針)

著者紹介

飯塚　悦功（いいづか・よしのり）

東京大学大学院工学系研究科医療社会システム工学寄付講座特任教授

1970年東京大学工学部計数工学科卒。1974年修士修了。電気通信大学助手、東京大学助手、講師、助教授を経て、東京大学大学院工学系研究科化学システム工学専攻教授。2008年より現職。工学博士。

主たる研究分野は品質マネジメント。その主要な関心領域はTQM、ISO 9000、構造化知識工学、医療社会システム工学、ソフトウェア品質、原子力安全。医療質安全学の研究は着手して約10年。厚労省科研費などで、医療安全、医療TQM、病院QMS、臨床知識構造化、がん診療質評価指標などに取り組んできた。

日本品質管理学会元会長、IAQ（国際品質アカデミー）副会長、デミング賞実施賞小委員会委員長、経営品質賞委員会委員、TC176（ISO 9000）日本代表、JAB/MS認定委員会委員長、医療の質・安全学会理事、SESSAME（組込みソフトウェア人材育成）理事長、JUSE/SQiP（ソフトウェア品質）委員長。

1996、1998、1999、2002、2003、2006、2009年度日経品質管理文献賞受賞、2006年度デミング賞本賞受賞。

著書に『患者状態適応型パス』（共著、日本規格協会、2010年）、『現代品質管理総論』（朝倉書店、2009年）、『ISO9001:2008 要求事項の解説』（共著、日本規格協会、2008年）、『医療の質マネジメントシステム』（共著、日本規格協会、2006年）、『医療の質用語事典』（共著、日本規格協会、2005年）など多数。

水流　聡子（つる・さとこ）

東京大学大学院工学系研究科医療社会システム工学寄付講座特任教授

1981年広島大学教育学部卒業。医学部附属看護学校卒業。1985年同大学医学部公衆衛生学講座助手、1992年学位取得博士（医学）。1994年アメリカ合衆国ミネソタ大学留学（visiting scholar）、1996年広島大学医学部保健学科准教授（2001年広島大学医学部附属病院・副看護部長兼務）、2003年東京大学大学院工学系研究科准教授。2008年東京大学大学院工学系研究科特任教授。

主たる研究領域は、医療品質マネジメント、医療情報学、医療管理学、看護学、公衆衛生学。現在は、医療の質中心経営管理システムモデル（QMS-H）、臨床知識の構造化（PCAPS）、総合医療安全システム等の研究を展開している。TC176（ISO 9000）エキスパート、JST「問題解決型サービス科学研究開発プログラム」アドバイザー、JSTシステム科学技術推進委員会モデリング分科委員、医療情報学会評議員、IMIA-NI日本代表、日本看護管理学会理事、日本看護科学学会理事等務める。著書に『患者状態適応型パス』（共著、日本規格協会、2005、2006、2007、2009、2010年）、『福祉サービスの質保証』など多数。

編集協力

佐藤　典子(さとう・のりこ)
東京大学大学院工学系研究科化学システム工学専攻医療社会システム工学寄付講座 飯塚・水流研究室秘書。

『医療経営士テキストシリーズ』　総監修

川渕　孝一（かわぶち・こういち）

1959年生まれ。1983年、一橋大学商学部卒業後、民間病院を経て、1986年、シカゴ大学経営大学院でMBA取得。国立医療・病院管理研究所、国立社会保障・人口問題研究所勤務、日本福祉大学経済学部教授、日医総研主席研究員、経済産業研究所ファカルティ・フェローなどを経て、現在、東京医科歯科大学大学院教授。主な研究テーマは医療経営、医療経済、医療政策など。『第五次医療法改正のポイントと対応戦略60』『病院の品格』(いずれも日本医療企画)、『医療再生は可能か』(筑摩書房)、『医療改革〜痛みを感じない制度設計を〜』(東洋経済新報社)など著書多数。

REPORT

REPORT

REPORT

医療経営士●上級テキスト6
医療品質経営──患者中心医療の意義と方法論

2010年9月10日　初版第1刷発行

著　　者　飯塚　悦功・水流　聡子
発 行 人　林　　　諄
発 行 所　株式会社 日本医療企画
　　　　　〒101-0033　東京都千代田区神田岩本町4-14　神田平成ビル
　　　　　TEL 03-3256-2861（代）　http://www.jmp.co.jp
　　　　　「医療経営士」専用ページ　http://www.jmp.co.jp/mm/
印 刷 所　図書印刷 株式会社

Ⓒ YOSHINORI IIZUKA & SATOKO TSURU 2010,Printed in Japan
ISBN978-4-89041-933-3 C3034　　　定価は表紙に表示しています
本書の全部または一部の複写・複製・転訳載等の一切を禁じます。これらの許諾については小社までご照会ください。

『医療経営士テキストシリーズ』全40巻

■ 初　級・全8巻
（1）医療経営史──医療の起源から巨大病院の出現まで
（2）日本の医療行政と地域医療──政策、制度の歴史と基礎知識
（3）日本の医療関連法規──その歴史と基礎知識
（4）病院の仕組み／各種団体、学会の成り立ち──内部構造と外部環境の基礎知識
（5）診療科目の歴史と医療技術の進歩──医療の細分化による専門医の誕生
（6）日本の医療関連サービス──病院を取り巻く医療産業の状況
（7）患者と医療サービス──患者視点の医療とは
（8）生命倫理／医療倫理──医療人としての基礎知識

■ 中　級［一般講座］・全10巻
（1）医療経営概論──病院経営に必要な基本要素とは
（2）経営理念・ビジョン／経営戦略──経営戦略実行のための基本知識
（3）医療マーケティングと地域医療──患者を顧客としてとらえられるか
（4）医療ITシステム──診療・経営のための情報活用戦略と実践事例
（5）組織管理／組織改革──改革こそが経営だ！
（6）人的資源管理──ヒトは経営の根幹
（7）事務管理／物品管理──コスト意識を持っているか？
（8）財務会計／資金調達（1）財務会計
（9）財務会計／資金調達（2）資金調達
（10）医療法務／医療の安全管理──訴訟になる前に知っておくべきこと

■ 中　級［専門講座］・全9巻
（1）診療報酬制度と請求事務──医療収益の実際
（2）広報・広告／ブランディング──集患力をアップさせるために
（3）部門別管理──目標管理制度の導入と実践
（4）医療・介護の連携──これからの病院経営のスタイルは複合型
（5）経営手法の進化と多様化──課題・問題解決力を身につけよう
（6）創造するリーダーシップとチーム医療
（7）業務改革──病院活性化のための効果的手法
（8）チーム力と現場力──"病院風土"をいかに変えるか
（9）医療サービスの多様化と実践──患者は何を求めているのか

■ 上　級・全13巻
（1）病院経営戦略論──経営手法の多様化と戦略実行にあたって
（2）バランスト・スコアカード（BSC）／SWOT分析
（3）クリニカルパス／地域医療連携
（4）医工連携──最新動向と将来展望
（5）医療ガバナンス──クリニカル・ガバナンスとホスピタル・ガバナンス
（6）医療品質経営──患者中心医療の意義と方法論
（7）医療情報セキュリティマネジメントシステム（ISMS）
（8）医療事故とクライシス・マネジメント
（9）DPCによる戦略的病院経営──急性期病院に求められるDPC活用術
（10）経営形態──その種類と選択術
（11）医療コミュニケーション──医師と患者の信頼関係構築
（12）保険外診療／附帯事業──自由診療と医療関連ビジネス
（13）介護経営──介護事業成功への道しるべ

※タイトル等は一部予告なく変更する可能性がございます。